乡村医生队伍建设

典型案例 2021

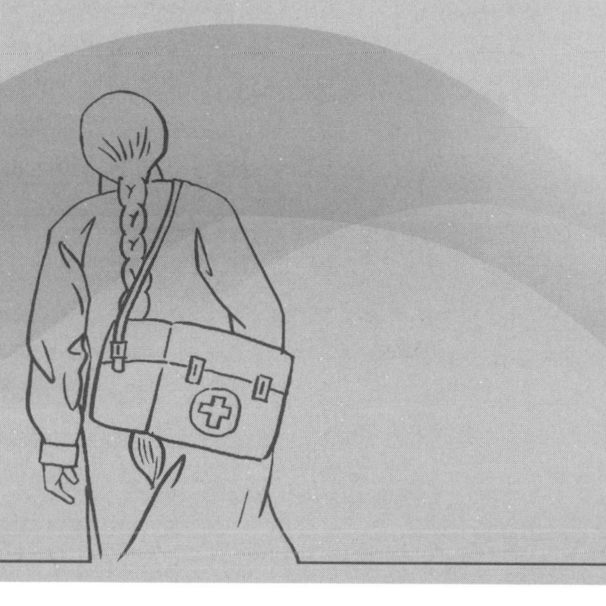

国家卫生健康委员会基层卫生健康司
国家卫生健康委卫生发展研究中心 组织编写

人民卫生出版社
·北 京·

图书在版编目（CIP）数据

乡村医生队伍建设典型案例：2021/ 国家卫生健康委员会基层卫生健康司，国家卫生健康委卫生发展研究中心组织编写. —北京：人民卫生出版社，2021.8
ISBN 978-7-117-31951-5

Ⅰ. ①乡… Ⅱ. ①国… ②国… Ⅲ. ①乡村医生 – 人才培养 – 案例 – 中国 Ⅳ. ①R192.3

中国版本图书馆 CIP 数据核字（2021）第 159852 号

乡村医生队伍建设典型案例（2021）
Xiangcun Yisheng Duiwu Jianshe Dianxing Anli（2021）

组织编写：国家卫生健康委员会基层卫生健康司
国家卫生健康委卫生发展研究中心
出版发行：人民卫生出版社（中继线 010-59780011）
地　　址：北京市朝阳区潘家园南里 19 号
邮　　编：100021
E - mail：pmph @ pmph.com
购书热线：010-59787592　010-59787584　010-65264830
印　　刷：三河市延风印装有限公司
经　　销：新华书店
开　　本：710 × 1000　1/16　　印张：10
字　　数：153 千字
版　　次：2021 年 8 月第 1 版
印　　次：2021 年 9 月第 1 次印刷
标准书号：ISBN 978-7-117-31951-5
定　　价：30.00 元
打击盗版举报电话：010-59787491　E-mail：WQ @ pmph.com
质量问题联系电话：010-59787234　E-mail：zhiliang @ pmph.com

《乡村医生队伍建设典型案例(2021)》
编 委 会

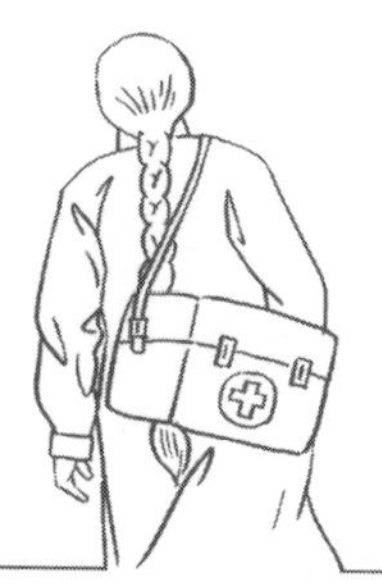

主 任

聂春雷 诸宏明

副主任

鄂啟顺 徐 玮 张艳春

编委会成员

秦江梅 李紫聃 张丽芳

林春梅 孟业清 王 鑫

前　言

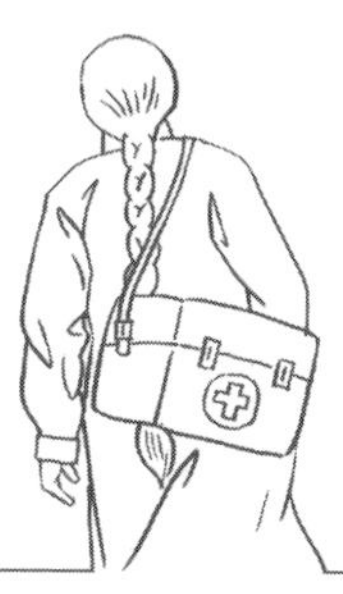

乡村医生是我国医疗卫生服务队伍的重要组成部分，是保障农村居民健康的重要力量。加强新时代乡村医生队伍建设，建设一支稳定、高素质的乡村医生队伍，是全面贯彻以基层为重点的新时期卫生与健康工作方针、促进乡村振兴和推进健康中国建设的重要基础和关键。

近年来，各地积极探索，不断加强乡村医生队伍建设工作，一些改革先锋地区敢于在政策上突破，勇于在工作上创新，在乡村医生队伍建设中不断树立典型。整体上，全国乡村医生队伍建设进程不一、发展不平衡，典型案例具有示范引领作用，能为其他改革地区提供参考和借鉴。因此，总结、挖掘和推广典型地区经验，对推动各地稳定村级医疗卫生服务队伍、有效加强乡村医生队伍建设，具有重要的作用和意义。

基于上述背景，在国家卫生健康委员会基层卫生健康司支持下，国家卫生健康委卫生发展研究中心开展了乡村医生队伍建设典型案例研究。通过文献研究、典型案例收集、现场调研和召开研讨会等方式，编写组共收集到全国 20 余省（自治区、直辖市）的案例近 200 篇。筛选与编辑案例过程中，重点关注其创新性、可操作性和撰写质量。经过专家评审后，编写组与典型地区共同修改完善，最终选出 41 个典型案例汇集成册。本书共分为 4 个部分，包括省级层面推进乡村医生队伍建设 7 篇、综合施策提升乡村医生岗位吸引力 11 篇、促进人才队伍能力提升 11 篇、深化乡村一体化管理改革 12 篇,各部分按照行政区划排序。

感谢各地卫生健康行政部门有关人员百忙中提供和修改案例内容。我们将继续围绕乡村医生队伍建设重点工作收集和编写典型案例,敬请各地持续关注,踊跃投稿。由于编写水平及时间所限,本书难免存在疏漏和错误,恳请各位读者提供宝贵意见。

国家卫生健康委员会基层卫生健康司

国家卫生健康委卫生发展研究中心

本书编写组

2021 年 8 月 5 日

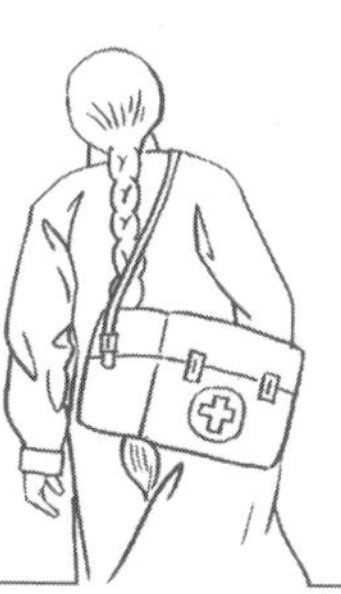

目　录

第一部分　省级层面推进乡村医生队伍建设

第二部分　综合施策提升乡村医生岗位吸引力

第三部分　促进人才队伍能力提升

第四部分　深化乡村一体化管理改革

第一部分

省级层面推进乡村医生队伍建设

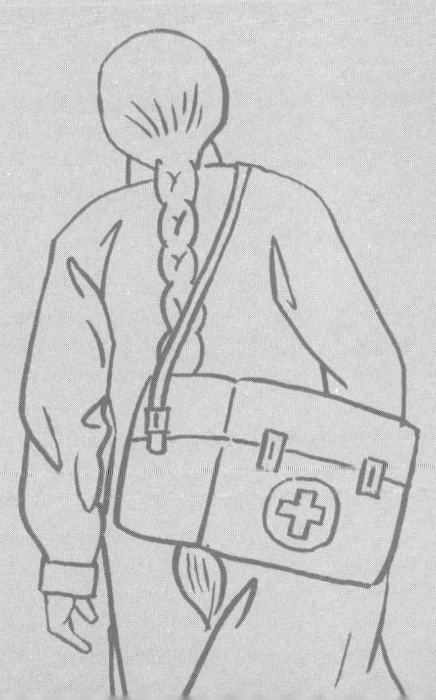

深入实施乡村振兴战略 推进镇村卫生服务一体化

天津市

乡村医生是医疗卫生服务队伍的重要组成部分，是最贴近农村居民的健康“守护人”，是发展农村医疗卫生事业、保障农村居民健康的重要力量。天津市委、市政府高度重视农村医疗卫生工作，深入实施乡村振兴战略，落实全国卫生与健康工作方针，以基层为重点，统筹推动市、镇、村卫生服务一体化发展，采取“试点先行，全面推广”思路，到 2020 年，在全市涉农区全面实现镇村卫生服务一体化管理。

一、创新做法

（一）试点架构镇村卫生一体化模式

2016 年底，按照天津市委、市政府《天津市深化医药卫生体制综合改革方案》要求，北辰区作为“三区两院”医改试点，正式启动镇村卫生服务一体化试点工作。具体工作分为以下几点：一是落实区级财政保障责任，为每个村卫生室每年安排 1 万元运营费用，每个岗位每年安排 1 万元药品“零差率”补贴，为村卫生室统一投保医疗责任险；二是改革村卫生室岗位薪酬制度，保障乡村医生改革后收入一般不低于改革前收入水平，通过业务收入和政府合理补助，确保每月每个岗位收入达到 4 000 元；三是实现村级医疗和医保信息联网，全区 13 个镇街全部实现村卫生室医保联网覆盖；四是形成镇村卫生服务一体化管理模式。2018 年全区在岗聘用乡村医生 130 人，村卫生室全年共接诊患者 16.2 万人次，其中医保刷卡患者 5.4 万人次。

（二）全面推进“五统一”管理

经过市政府第 47 次常务会议审议通过，天津市卫生健康委员会、中共天津市委政法委员会、天津市财政局、天津市人力资源和社会保障局、天津市医疗保障局、天津市人民政府信访办公室 6 部门联合印发《天津市推进镇村卫生服务一体化管理实施方案》，以镇街为范围，对卫生院和村卫生室的人员、业务、财务、药械和绩效考核实行“五统一”管理。**一是统一人员管理。**建立村卫生室岗位人员“区招、镇管、村用”管理模式，按照每千名服务人口不少于 1 名乡村医生的标准设置岗位，卫生院负责人作为村卫生室的法定代表人，村卫生室新进岗位人员由各区负责统一招录，卫生院根据岗位设置统一聘用，安排到村卫生室服务。**二是统一业务管理。**卫生院明确村卫生室工作职责和目标任务，合理安排村卫生室的基本医疗、基本公共卫生和家庭医生签约服务工作，加强对村卫生室的质量控制管理，指导村卫生室严格落实各项技术规范。**三是统一财务收支管理。**村卫生室要纳入医保协议管理范围，实现医保门诊联网结算。村卫生室的财务由卫生院统收统支。诊疗收费标准由卫生院按照物价部门统一定价的规定执行，做到收费有单据、账目有记录、支出有凭证。**四是统一药品及医疗器械购销管理。**村卫生室药品及医疗器械由卫生院统一采购和管理，村卫生室全部药品（除中药饮片）实行零差率销售，医药耗材实行基准价销售。**五是统一绩效考核和薪酬分配管理。**卫生院制定以服务数量、服务质量和群众满意度等内容为核心的村卫生室绩效考核办法，根据绩效考核结果发放薪酬。

（三）构建稳定岗位待遇保障措施

一是落实区级财政补偿保障责任。各区确保村卫生室运行补助经费按标准按时保障到位，用于村卫生室水、电、采暖、网络运行与维护、工本费用、常规医疗设备购置维修和房屋小型修缮等，根据实际发生运行费用情况适时调整补助标准。对一体化后实施基本药物零差率的村卫生室，以在岗乡村医生数量为依据，按照每人每年1万元的标准，对村卫生室核定定额补助。**二是提高一体化村卫生室岗位待遇。**完善各区综合村卫生室岗位人员基本药物零差率补助、家庭医生签约服务费、一般诊疗费、承担基本公共卫生服务任务相应补助以及各区对村卫生室岗位人员的补助，制定村卫生室岗位收入标准，确保村卫生室岗位人员收入不低于该标准。卫生院对村卫生室岗位人员从事基本医疗和基本公共卫生工作的服务数量和质量进行考核，考核结果与岗位收入挂钩。各区可结合实际情况，建立动态增长机制，增长幅度应与本区经济发展和物价水平相适应，逐步实现与编制内职工同工同酬，不断完善村卫生室岗位人员社会保障待遇。**三是村卫生室纳入医保协议管理范围。**各区加大村卫生室信息化建设投入，将村卫生室接入区域卫生信息网络，与卫生院实现数据传输。将符合条件的一体化村卫生室纳入医保协议管理范围，实现医保门诊联网结算，对所属卫生院医保额度给予适度增幅，并根据实际运行情况适时调整。**四是建立一般诊疗费制度。**在实行基本药物制度的村卫生室建立一般诊疗费制度。将现有的挂号费、诊查费和注射费（含静脉输液费，不含药品费）合并为一般诊疗费，对已合并费用不得再另行收费或变相收费。按照综合考虑医疗保险基金承受能力和不增加群众个人负担原则，一般诊疗费标准确定为10元，其中医疗保险支付80%、个人支付20%，一般诊疗费作为诊疗项目，纳入医疗保险基金支付总额控制范围。

二、初步成效

《天津市推进镇村卫生服务一体化管理实施方案》印发两年来，在各涉农区人民政府着力推动下，全面实现了镇村卫生服务一体化管理，促进了乡村医生队伍稳定和结构优化，夯实了守护农村居民健康的第一道防线。

（一）乡村医生纳入卫生院聘用管理，收入有保障

各涉农区通过综合基本药物零差率补助、家庭医生签约服务费、一般诊疗

费、基本公共卫生服务补助以及村卫生室岗位人员补助，制定村卫生室岗位收入标准。卫生院对村卫生室岗位人员从事基本医疗和基本公共卫生工作的服务数量和质量进行考核，考核结果与岗位收入挂钩，将在岗乡村医生纳入社会保障，有效提升村级岗位吸引力。2020 年底，4 200 余名在职乡村医生按照“区招、镇管、村用”模式由卫生院统一聘用管理。

（二）妥善解决老年乡村医生养老问题

对 2018 年 12 月 31 日年满 60 周岁的老年乡村医生，以及不享受企业职工基本养老保险待遇的乡村医生，按照乡村医生服务年限每满一年每月不低于 30 元 / 人标准进行补助，原则上每月发放最高不超过 600 元。2020 年底，全市已有 12 000 余名乡村医生通过认定，确认符合生活补助发放资格，各区通过镇政府服务窗口直接发放或银行转账等方式向 6 800 余人发放生活补助，其余已通过认定的老年乡村医生生活补助将陆续发放。

（三）促进农村基层卫生网底牢固

天津市实施镇村卫生服务一体化管理，构建以稳定岗位待遇为基础的乡村医生队伍新陈代谢机制，老年乡村医生有序退出，在岗乡村医生职业发展前景光明，各类社会保障更加稳固，有效保持全市乡村医生总体稳定，全市十个涉农区 2 200 余家村卫生室（农村社区站）全部纳入镇村一体化管理，243 家村卫生室（农村社区站）完成医保联网，80 家村卫生室（农村社区站）正在医保联网过程中。在此次新冠肺炎疫情防控中，乡村医生在乡镇卫生院的统一领导下，在预检分诊、健康教育宣传、流行病学调查、卡口要道测温等方面发挥了巨大作用，切实起到居民健康守门人的作用。

聚焦难点　担当作为
吉林省夯实乡村医生队伍基础

吉林省

建设一支稳定的、高素质的乡村医生队伍，对于保障人民群众健康，实施“乡村振兴战略”“健康中国战略”，打赢脱贫攻坚战至关重要。2020年，吉林省聚焦医疗卫生服务体系网底建设，出台《吉林省定向招录乡村医生暂行办法》(以下简称《暂行办法》)和《2020年吉林省基层卫生专业技术人员“县聘乡用”“乡聘村用”专项招聘计划实施方案》，通过落实相关政策，取得积极成效。

一、主要做法

（一）定向招录乡村医生，进一步充实乡村医生队伍

一是出台定向招录文件。吉林省卫生健康委依据《乡村医生从业管理条例》规定，拟定《暂行办法》，经吉林省政府第15次常务会议审议通过，印发市、县政府执行。《暂行办法》共十五条，主要包括六个方面内容，明确具有中专及以上学历的医学毕业生可以参与报名，通过全省统一考试合格后，定向招录到缺少乡村医生的村卫生室。**二是及时启动招录工作。**《暂行办法》出台后，吉林省卫生健康委制定实施方案，启动2020年的定向招录工作，通过组织考

试形式，为全省缺少驻村乡村医生的村卫生室，以及因乡村医生年龄较大无法完全承担职能的村卫生室，定向招录乡村医生。全省有招录需求的村卫生室共 822 个，共有 1 450 人报名参加，经过资格审查等程序，实际参加考试人数为 1 003 人。经岗位需求与考试成绩对照，确定入围标准分数线，全省共 943 人达到入围分数线。**三是定向招录乡村医生发挥大作用。**通过定向招录乡村医生建立脱贫攻坚长效机制，确保农村基本医疗有保障；通过定向招录、因地制宜，建立乡村医生执业准入和职业发展的过渡办法；省级层面组织实施，为面向村卫生室订单定向免费培养医学毕业生就业打开渠道。

（二）落实“乡聘村用”，推进“乡村一体”机制建设

一是出台“乡聘村用”政策。2020 年 5 月 27 日，吉林省卫生健康委与人力资源和社会保障厅、机构编制委员会办公室、财政厅联合印发《2020 年吉林省基层卫生专业技术人员“县聘乡用”“乡聘村用”专项招聘计划实施方案》（吉卫联发〔2020〕25 号）。**二是推进“县乡一体、乡村一体”机制建设。**2020 年 9 月，协调吉林省人力资源和社会保障厅统一发布招聘公告，并指导各地自主完成专项招聘工作。全省 9 个市（州）和梅河口市 95 家乡镇卫生院共设 150 个岗位，拟招聘 153 名“乡聘村用”人员。经各地报名资格审核、面试和资格复审，有 120 人报考 61 个岗位，拟聘用 60 人。在拟聘用的 60 人中，有 49 人处于 31~45 岁年龄段，占总人数 81.67%；17 人有本科学历，占总人数 28.33%；32 人有初级职称，占总人数 53.33%，4 人有中级职称，占总人数 6.67%。

二、工作成效

（一）乡村医生队伍得以壮大，人员素质迅速提升

2020 年，吉林省定向选拔招录了 625 名乡村医生，其中，农村定向免费培养医学生 153 人。通过定向招录，缓解了全省村卫生室人员缺少问题，尤其是贫困地区、边境县市村卫生室队伍得到了较好的补充。同时，达到入围分数线的考生成绩一年内有效，为全省乡村医生人才队伍储备了一定资源。

(二)“乡聘村用”政策,增强乡村医生岗位吸引力

吉林省通过探索和建立“乡村一体”工作机制,采取“乡聘村用”管理模式,盘活了基层医疗卫生机构编制使用,增强了乡村医生岗位吸引力,为村卫生室引进年轻化、高学历、高职称卫生专业人才奠定基础,为破解基层医疗卫生机构专业技术人才短缺问题指明方向。

完善补偿渠道
保障乡村医生养老待遇

福建省

一、落实乡村医生多渠道补偿政策

通过政府购买服务的方式，将40%左右的基本公共卫生服务任务安排给村卫生所，根据年初核定的任务量和年终考核结果，及时足额将提供基本公共卫生服务的相应报酬支付给乡村医生。在2014年、2015年将农村地区新增的人均5元基本公共卫生服务补助资金全部用于乡村医生的基础上，未来新增的基本公共卫生服务补助资金继续向乡村医生倾斜，进一步加强村级基本公共卫生服务工作。对实行基本药物制度的行政村卫生所，按每个农业户籍人口6~10元的标准给予专项补助。纳入新农合门诊统筹定点的村卫生所按5~8元/次标准收取一般诊疗费，其中个人支付1元，其余由医保、新农合基金支付。

同时，继续落实乡村医生承担基本医疗和基本公共卫生服务任务的岗位津贴制度，每人每年补助1 200元，同时向边远海岛地区倾斜。福州市采取叠加政策，市级财政为边远地区乡村医生每人每月增加100元岗位津贴，为少数民族村乡村医生每人每月再增加100元的岗位津贴，提高乡村医生政府津贴水平。漳州市芗城区出台《芗城区公办村卫生所医技人员薪酬待遇及运行经费管理实施办法(试行)》，2018年区财政预算经费620万元，解决乡村医生基础工资与村卫生所运行管理经费;龙文区政府出台《公办村卫生所(站)一体化管理考核办法》,明确了公办村卫生所人员基础工资和绩效工资,在岗人员基础工资按年人均1.8万元列入区财政预算。

二、完善乡村医生养老保障政策

各地结合实际情况,组织在岗乡村医生参加较高档次城乡居民社会养老保险,支持和引导符合条件、已签订劳动合同的乡村医生参加企业职工基本养老保险。各地根据本地区经济发展水平,参照农村居民最低生活保障标准,研究制定当地老年乡村医生退岗后的养老生活补助政策。对已达到法定退休年龄,在乡村医生岗位累计工作满15年以上,因不具备条件未参加城镇企业职工基本养老保险或城乡居民基本医疗保险的老年乡村医生,由个人申请,经县级卫生健康部门审批,办理退岗注销注册手续,按月领取生活补助。

三、建立一体化管理的村卫生室运行保障机制

为实行一体化管理的村卫生所安排专项补助经费,用于村卫生所水、电和信息网络正常运行。乡村医生收入来源为基础津贴、基本公共卫生服务项目补助经费、基本药物零差率补助经费、由新农合医保基金支付的一般诊疗费,以及各级政府专项补助经费。将政府购买村级公共卫生服务的相关经费和各种政策性补助经费,打包交给乡镇卫生院统一管理,全部用于一体化管理的村卫生所。村级卫生技术人员薪酬待遇按照不低于现有政府购买服务的相关费用标准,由乡镇卫生院按月发放。

四、积极开展乡村医生签约服务

2015年,福建省乡村医生签约服务试点工作扩大到全省所有县(市、区),通过以乡村医生为代表的服务团队与辖区居民签约,建立相对稳定的契约服务关系,提供约定的基本医疗与基本公共卫生服务,引导居民就近就医。鼓励

乡村医生多劳多得，签得越多，收入越高。研究制定支持乡村医生签约服务的倾斜政策，建立签约服务收费制度，签约服务费用由医保（新农合）基金、基本公共卫生服务经费和签约居民分担，具体标准和保障范围由各地卫生健康、人力资源和社会保障、财政、物价等部门根据当地实际情况研究确定。实行签约服务收费政策的地区，可不实行一般诊疗费政策。

多措并举　综合施策
切实保障村级卫生服务运行

湖南省

2019年，湖南省政府将基本消除村卫生室“空白点”写进政府工作报告。同时，通过加强村卫生室标准化建设、保障行政村卫生室运行经费、实施乡村医生本土化培养和健全乡村医生养老保障“四项举措”，保障村级卫生服务运行，筑牢村级基本医疗卫生服务网底。

一、实施乡村医生本土化培养

湖南省2013年启动乡村医生本土化培养项目，截至2019年底，共招收培养6 700余人。其中，省财政投入4 500万元免费培养1 500人。省医学考试中心每年组织的乡村全科执业助理医师资格考试通过率超过98%。本土化医学毕业生逐步进入乡村医生岗位，并且对本土化培养的医学大专毕业生直接进行乡村医生执业注册，有效填补了村卫生室人员“空白点”，实现新老交替，优化了乡村医生队伍结构。在2019年乡村医生再注册中，湖南共注册并纳入管理43 132人，其中执业（助理）医师14 408人，占乡村医生总数的33.4%。

二、推进村卫生室标准化建设

2019年，湖南省政府将基本消除村卫生室“空白点”写进政府工作报告。一年时间里，各级党委政府高度重视，按照“四个纳入”，坚持“四个结合”，实施“四个举措”，全部配备合格乡村医生，加大投入力度，到2019年底，全面完成省政府民生实事指标任务，实现全省行政村都有村卫生室的目标。经过几年的发展和建设，全省行政村卫生室标准化建设率达到91.45%，公有产权率达到82.70%。

三、财政保障村卫生室运行经费

自2014年10月份起，湖南省对离岗老年乡村医生实施乡村医生困难补助，其中省财政每年投入7 000多万元。2019年，省委办公厅印发《促进人才向基层流动实施方案》，明确设立行政村卫生室运行经费，每个行政村卫生室每年补助6 000元，所需经费由省财政和市县财政按1∶1比例承担。

四、乡村医生养老保险缴费不足15年可补缴

实施乡村医生养老保险政策，对实行紧密型乡村卫生服务一体化管理并与乡镇卫生院签订正式用工合同的乡村医生，按规定参加职工基本养老保险，养老保险缴费由地方财政和乡村医生个人按一定比例承担。乡村医生参加养老保险时，距领取养老金年龄60岁养老保险缴费不足15年的，允许个人进行补缴，满足个人领取养老金基本条件。其余乡村医生可以按参保条件选择参加城镇企业职工基本养老保险或城乡居民基本养老保险，参加城乡居民养老保险缴费需在2 000元/年档次以上；60岁以下的在岗乡村医生2020年内实现应保尽保；将乡村医生按以上规定参加基本养老保险参保率作为村卫生室运行补助经费拨付的考核因素。

实施新举措
建立完善乡村医生养老保障长效机制

云南省

2020年6月，云南省委办公厅、省人民政府办公厅印发《云南省促进卫生健康人才队伍发展三十条措施》。为配合文件落实，省卫生健康委、财政厅、人力资源和社会保障厅3部门制定印发《关于建立完善乡村医生养老保障长效机制的实施意见》，创新乡村医生养老保障制度。

一、顶层设计，建立乡村医生养老保障机制

《云南省促进卫生健康人才队伍发展三十条措施》明确乡村医生队伍养老政策，即全面实施乡村医生“乡管村用”，将乡村医生纳入乡镇卫生院临聘人员管理，按照规定参加相应社会保险。自2020年1月起，省财政对乡村医生定额补助标准由每人每月平均300元提高到平均500元，增加部分主要用于补助乡村医生养老保险。《关于建立完善乡村医生养老保障长效机制的实施意见》明确提出到2020年底全省各地乡村医生“乡管村用”管理机制基本建立，在岗乡村医生均按规定参加企业职工基本养老保险或城乡居民基本养老保险；到2035年底，全省乡村医生养老保障长效机制全面建立，在岗乡村医生均按规定参加企业职工基本养老保险，乡村医生养老保障问题全面解决。

二、明确在岗乡村医生各年龄段参保的类型

乡村医生按“就高不就低”原则，确定养老保险参保缴费周期，年龄45周岁以下（含45周岁）或距各地确定乡村医生退出年龄15年以上（含15年）的在岗乡村医生，应参加企业职工基本养老保险。年龄45周岁以上或距各地确定乡村医生退出年龄不足15年的在岗乡村医生，可根据乡村医生实际条件和本人意愿，自主选择参加企业职工基本养老保险或城乡居民基本养老保险，引导乡村医生优先参加企业职工基本养老保险。过渡期内，在岗乡村医生养老保障政策与各地已制定的离岗乡村医生补助政策可以并行，多渠道保障乡村医生退出后的待遇落实。

三、明确在岗乡村医生参保和离岗乡村医生退出

在岗乡村医生年满60周岁必须退出乡村医生工作岗位，在达到法定退休年龄时累计缴费年限不足15年的，可延长缴费至满15年后再办理相关手续，并按规定领取基本养老金；不愿延长缴费的，可按照城乡养老保险制度衔接有关规定，申请从企业职工基本养老保险转入城乡居民基本养老保险，按照城乡居民基本养老保险规定享受相应待遇；未转入城乡居民基本养老保险的，可以书面申请终止其企业职工基本养老保险关系，并将个人账户储存额一次性支付给本人。

四、明确在岗乡村医生参保的保障措施

一方面，在补助标准和补助方式上，省级财政从2020年起，按照每人每月200元的标准，每年安排资金9 000万元，主要用于补助乡村医生参加养老保险，各地不得直接用于发放乡村医生个人补助；另一方面，补助资金分配需综合考虑乡村医生执业资质、服务半径、工作条件等因素，并与乡村医生退出机

制落实情况挂钩。当年达到离岗条件的乡村医生未办理退出手续的地区,省级财政将扣减下达各地用于补助乡村医生参加养老保险的每人每月200元的新增补助资金。

筑牢农村卫生服务网底
推进职业化乡村医生队伍建设

宁夏回族自治区

宁夏回族自治区人民政府办公厅出台《关于进一步加强乡村医生队伍建设的若干意见》,有力推进了农村卫生事业改革与发展,全区基本实现村卫生室标准化建设全覆盖、乡镇卫生院远程会诊系统全覆盖、乡镇卫生院标准化中医馆全覆盖,乡村医生队伍建设基本实现职业化。

一、强化保障和政策支持,着力改善农村卫生服务环境

一是完善政策支持。自治区先后出台了《宁夏回族自治区进一步深化基层医疗卫生机构综合改革的实施意见》《宁夏回族自治区乡镇卫生院和村卫生室建设与发展规划》(宁发改社会〔2010〕199 号)、《自治区人民政府办公厅关于印发宁夏回族自治区农村基层医疗卫生人员培养招聘使用实施方案的通知》(宁政办发〔2010〕141 号)、《自治区人民政府办公厅关于印发医疗服务价格改革的指导意见等推进省级综合医改试点工作配套文件的通知》(宁政办发〔2010〕141 号)等政策文件,为筑牢乡村医疗卫生服务网底提供强有力的政策保障。**二是加强基本建设。**自 2012 年起,自治区政府先后投入近 2.5 亿元,实施标准化村卫生室建设项目,新建、改扩建标准化村卫生室 1 989 所,全区村

卫生室业务用房达标基本实现全覆盖。多渠道改善村卫生室基本医疗设备配置，全区所有村卫生室均配置全科诊断仪，村卫生室基本诊疗设备配置全部达标。农村卫生服务环境得到大幅度改善，基本实现“一村一室、标准化建设全覆盖”。**三是加快信息化建设。**依托宁夏“卫生云”建设和自治区电子政务外网建设，着力构建基层卫生信息专网，全区所有乡镇卫生院、村卫生室电子政务外网实现全覆盖。

二、完善准入退出机制，推进职业化乡村医生队伍建设

一是全面解决乡村医生养老问题。规定年满60周岁的在岗村医不再从事乡村医生工作，但确有一技之长的可以续聘。允许乡村医生参照灵活就业人员自主选择参加职工基本养老保险或城乡居民基本养老保险，到龄退岗后享受相应养老待遇。对2004年1月1日《乡村医生从业管理条例》施行以来，注册、离岗时年满60周岁及以上且健在的离岗乡村医生，按其从事乡村医生工作起，累计年满60周岁止，实际工作年限×15元/月的标准，逐月发放生活补助。对2004年1月1日《乡村医生从业管理条例》施行以来，注册、离岗时未满60周岁且健在的离岗乡村医生，按其离岗前从事乡村医生年限，按照每年500元的标准给予一次性生活补助。对2004年1月1日《乡村医生从业管理条例》施行前，取得县级以上地方人民政府卫生行政部门颁发的乡村医生证书、已经离岗且健在的乡村医生，按其离岗前实际从事乡村医生年限，每年给予300元一次性生活补助。全区累计有5 163名60岁前离岗的乡村医生领取了一次性生活补助，有1 350名60岁离岗村医按月领取生活补助，乡村医生退养问题得到全面解决。

二是建立乡村医生准入机制。从2011年起，自治区采取免费订单定向培养的方式，从在职乡村医生和医学院（校）大中专毕业生中选定3 000人，在宁夏医科大学进行三年医学大专教育，定向培养乡村医生，三批取得毕业证书的2 000余人，全部安排到乡村医生岗位。积极推动乡村全科执业助理医师资格考试，累计有384名乡村医生取得全科执业助理医师资格，职业化乡村医生队

伍的整体资质条件基本形成。

三是多途径保障乡村医生待遇。截至2020年底，全区在岗乡村医生年均收入达到4万元左右。其中基本公共卫生服务经费按照服务人口每人每年27元标准经绩效考核补助；一般诊疗费按照每个诊疗人次5元的标准由医保基金补偿；乡村医生岗位基础生活补助为每人每月500元，对取得乡村全科执业助理医师证的提高至每月800元，对取得国家执业（助理）医师资格证的提高至每月1 000元，生活补助列入财政预算并按月支付。通过以上措施确保农村基层医疗卫生服务“网底”不破。

三、积极推进县乡村医疗卫生一体化管理模式

从2009年开始，在全区全面推行乡村卫生一体化管理，由乡镇卫生院对辖区村卫生室的房屋资产、人员设备、业务指导、药品配送、财务收支、绩效考核六个方面实行一体化管理，全区乡村卫生服务一体化管理覆盖率达到100%。自2016年开始，在全区试点推行县乡村医疗卫生一体化管理，鼓励县级医疗机构通过选择托管、联办、协作方式对乡镇卫生院、村卫生室进行管理，建立以“县级医疗机构为龙头、乡镇卫生院为枢纽、村卫生室为基础”的县乡村医疗卫生一体化管理模式，全面开展家庭医生签约服务，全区50%的乡镇卫生院纳入县乡一体化管理范围。乡村医生被纳入医疗健康总院管理，有力地推进了宁夏乡村医生队伍职业化建设。

通过不断加强农村卫生基本建设和农村卫生队伍建设，宁夏农村医疗服务能力明显提升。截至2020年5月底，全区共有村卫生室2 174个，基本实现“一村一室”，共有注册在岗乡村医生3 230人，平均每个村卫生室达到1.49人，全区60岁以上乡村医生全部离岗，新补充大专学历乡村医生2 147名，具有执业（助理）医师资质乡村医生560人，占在岗乡村医生的17.3%。农村居民一些传染病、常见病、多发病在乡村两级医疗卫生机构得到有效防治，农村健康“守门人”的作用充分发挥。

加强乡村医生队伍建设
助力打赢健康扶贫攻坚战

新疆维吾尔自治区

近年来，新疆维吾尔自治区采取多种举措，加强乡村医生队伍建设，切实筑牢乡村基本医疗卫生服务网底，助力打赢脱贫攻坚战。截至 2020 年底，全区共有村卫生室 8 602 所，乡村医生 16 500 人，每千农业人口配置村卫生室工作人员 1.4 人。

一、多渠道保障乡村医生收入待遇

完善乡村医生多渠道补偿机制，乡村医生收入主要由五部分组成，即财政补助、基本公共卫生服务补助、家庭医生签约服务补助、基本药物制度专项补助、全民健康体检补助。其中，乡村医生财政补助标准为每月 800 元（取得乡村医生证书）和 1 200 元（取得执业或助理医师资格）；对乡村医生提供的基本公共卫生服务，通过购买的方式给予补助，50% 左右的基本公共卫生服务任务由乡村医生承担，绩效考核后拨付相应资金；家庭医生签约有偿服务包每人每年 13 元（医保支付），不低于 50% 的签约服务费支付给乡村医生；对实施基本药物制度的村卫生室，按照服务人口 5 元 / 人标准给予基本药物制度专项补助；对组织农民参加体检的，按照每人不低于 5 元的标准给予乡村医生全民健康体检补助。各项补助根据绩效考核结果按月发放给乡村医生。按照服务人口 1 000 人测算,乡村医生每年收入达到 5.86 万 ~6.34 万元。定期对乡村医生各类补助发放情况进行统计,对未及时拨付相关补助经费的地州市卫生健康委领导进行约谈。

二、健全完善乡村医生养老制度

一是按照自治区原卫生和计划生育委员会、自治区人力资源和社会保障厅、自治区财政厅《关于做好乡村医生参加基本养老保险有关问题的通知》(新卫基层卫生发〔2016〕8 号)规定,乡村医生可按规定参加企业职工基本养老保险,不属于企业职工基本养老保险参保范围的乡村医生,可参加居民基本养老保险。**二是**自治区卫生健康委联合财政厅于 2020 年 4 月下发《关于助力脱贫攻坚加强乡村医生队伍建设的通知》,要求对取得乡村医生证书或执业(助理)医师资格,并与乡镇卫生院签订聘用合同的在岗乡村医生,经年底考核合格的,由乡镇卫生院按要求缴纳养老保险、医疗保险、失业保险、工伤保险、生育保险(简称"五险")。缴纳的"五险"相关经费由当地统筹解决。**三是**新进村卫生室人员必须与乡镇卫生院签订劳动合同,并参加自治区规定的参照灵活就业人员养老保险。**四是**开展南疆四地州招聘事业编制乡村医生专项工作,为南疆招聘一批具备医学专业或临床医学、中医学、中西医、预防医学中专及以上学历的人员充实乡村医生队伍,各县市根据乡镇卫生院空编情况确定编制使用计划。

三、改善乡村医生工作条件

一是加快推进乡镇卫生院和村卫生室标准化建设工作。截至 2020 年底,全区 8 602 所村卫生室均达到标准化建设要求,标准化建设率达到 100%。通过专项招聘、乡镇卫生院医务人员驻村、在岗人员培训考试等方式确保每一个村卫生室配备至少 1 名合格乡村医生;每个村卫生室配备至少 80 种基本药物。**二是**加强村卫生室信息化建设,乡村医生通过村卫生室管理信息系统开展基本医疗和公共卫生服务业务、社保结算,实现一体化管理。

四、严格乡村医生执业准入

一是自治区每年定期组织乡村全科执业助理医师资格考试。2019 年组织两次考试,对考试合格的 4 164 名在岗乡村医生发放乡村全科执业助理医师证书;加强 2015 年以来进入乡村医生队伍的人员管理,计划分 3 年逐步退出在岗初中学历、高中学历、中专及以上非医学学历的不合格人员。力争通过 3 年时间,采取招聘、农村订单定向培养、在岗人员学历教育、培训考试等方式,使全区在岗乡村医生都能达到规定以上的执业水平。**二是**组织修订《新疆维吾尔自治区乡村医生执业注册管理办法》,调整医学专业高校毕业生申请乡村医生执业注册程序。允许具有全日制大专以上学历的临床医学、中医学类、中西医结合类等相关专业应届毕业生免试申请乡村医生执业注册。

五、加强乡村医生培训培养

一是加强培训基地建设,着力提升培训质量。各地遴选一批教学能力强、适合基层医疗卫生人员实践培训的机构作为乡村医生培训基地。印发《乡村医生培训大纲》,各地按照《乡村医生培训大纲》每年对全区所有的在岗乡村医生至少进行一次轮训,2019 年共培训 16 359 名乡村医生,2020 年共培训 16 500 名乡村医生,完成率 100%;**二是**乡镇卫生院通过每周例会、跟班学习等多种方式对乡村医生进行业务培训;**三是**落实国家基层卫生人才能力提升培训项目,2018 年、2019 年共培训乡村医生 6 738 名;**四是**利用自治区脱贫攻坚"冬季攻势",进一步加大对乡村医生业务能力和汉语水平的培训,提高乡村医生服务水平。**五是**实施面向村卫生室定向培养中等医学学历人才。截至 2019 年底,累计招录学制三年的乡村医生 5 876 人。

第二部分

综合施策提升
乡村医生岗位吸引力

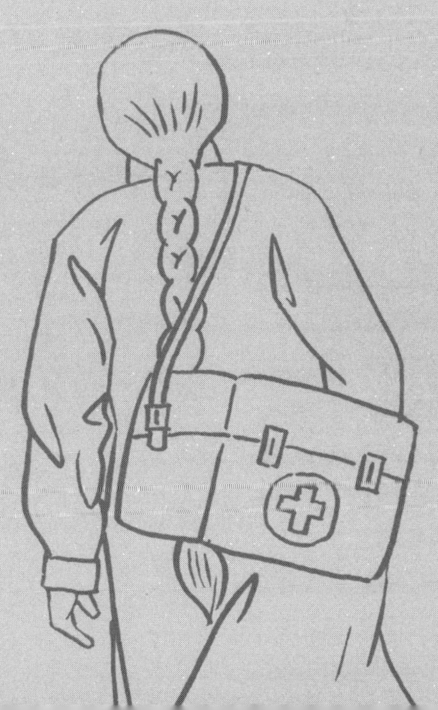

多措并举　加强乡村医生队伍建设
人才结构优化显成效

山西省太原市

自 2012 年起，山西省太原市坚持“稳定队伍，改善环境，提升能力”的原则，探索乡村医生队伍建设模式，先后印发《太原市村卫生室管理办法（试行）》《关于进一步加强乡村医生队伍建设的实施方案》，完善乡村医生的进退流转机制，在乡村医生参加灵活就业人员养老保险、拓展乡村医生发展空间、乡村医生违纪惩戒等方面加大工作力度。

一、建立多渠道待遇保障机制

一是对乡村医生给予差别化岗位补助。对取得乡村医生资格、执业助理医师资格和执业医师资格的人员，分别按照每人每月不低于 800 元、1 200 元和 1 800 元的标准予以补助，大学生乡村医生给予 1 500 元补助。**二是**将不少于 40% 基本公共卫生服务经费用于购买村卫生室的服务。**三是**按 30% 的基本药物销售量给予补助，最低不低于服务人口年人均 5 元的标准。**四是**每年每村安排不低于 1 000 元的补助，用于村卫生室水、电、暖和信息网络运行。

二、完善养老保障制度

一是建立乡村医生退养补助政策。对年满60周岁且累计服务满25年的乡村医生,办理退养手续后,除享受城乡居民养老保险外,给予每人每月不低于当地最低工资标准一半的退养金。截至2018年年底,全市已有743名乡村医生办理退养手续,退养金最高为725元/月,最低为575元/月。**二是在岗乡村医生参加灵活就业人员养老保险。**按照“老人老办法、新人新办法”的原则,乡村医生以灵活就业人员身份参加养老保险。按上一年度全省非私营单位在岗职工月平均工资的60%为缴费基数,其中个人承担不低于缴纳基数的8%,财政补助承担缴费基数的12%,由市、县两级财政按照各50%的比例承担,2018年市县两级财政补助460余万元,1 081名在岗乡村医生参加灵活就业人员养老保险。

三、建立医疗责任保险制度

为全市村卫生室统一招标医疗责任保险,保费由市、县两级财政按5∶5的比例全部承担。一旦发生医疗事故,保险公司最高可为每个村卫生室赔付30万元/年,其律师费、诉讼费等均由保险公司在约定限额内支付。目前已有7名乡村医生获得医疗责任保险补偿。

四、创新后备人才培养机制

一是实施农村订单定向医学生免费培养。采用“村来村去”的办法,从2012年开始,委托市卫生学校开展三年制中专定向乡村医生,财政承担全部学费,并给予每人每年1 500元的补贴。学习期满并通过相应资格考试后,到户籍所在地村卫生室工作,服务时间不少于5年。截至2020年年底已招录386人,其中283人已加入乡村医生队伍。**二是建立医学类专业大学生引入机制。**通过“三支一扶”等渠道公开招录医学类专业大学生补充乡村医生队伍，乡镇卫生院统一聘用，其岗位补助每人每月不低于 1 500 元，已招录 15 人。

五、创新乡村医生能力提升机制

在稳定乡村医生队伍的基础上，采取一系列创新举措着力提升乡村医生综合服务能力。**一是启动“千医千村牵手”工程。**遴选 1 000 名二级以上医院执业医师与 1 000 名乡村医生建立“一对一结对帮扶”关系，城市医师采取在线答疑、上门指导、定期出诊等多种形式，解答乡村医生日常业务问题，乡村医生背靠城市医生这棵“大树”，随时随地吸取“营养”，并可免费到上级医院进修学习。**二是建立“城乡医医通”在线抢单服务系统。**乡村医生提问、城市医师抢单解答、乡村医生评价，使传统“牵手服务”向“互联网 +”转变。将城市医师线上服务单数和下基层次数，累计折算成卫生支农时间，实现城乡对口支援的精细化、数字化管理。**三是搭建太原远程医疗平台。**通过远程门诊系统，大医院与基层医疗卫生机构、上级医生与基层医生之间实现“面对面”，患者在基层就能看上“专家号”，既能吸引居民就近就医，也有利于基层队伍能力提升。

六、加强村卫生室基础设施建设

一是将村卫生室建设纳入村级公共服务设施建设总体规划，鼓励县（市、区）政府对村卫生室进行提档升级建设。**二是**争取国债资金实施村卫生室公有化置换建设。2014—2017 年累计利用中央预算内投资卫生项目资金 3 200 万元，将 616 个居家村卫生室改造为“五化”示范村卫生室（产权公有化、建设标准化、管理一体化、服务规范化、运行信息化），标准化建设率达到 97.6%。服务环境明显改善，较好地解决了百万农民有地方看病的问题。

2012—2018 年，市县两级财政对乡村医生队伍建设补助资金累计达到 1.1 亿元。经过几年的实践，全市乡村医生队伍建设基本实现可持续发展，队伍结构得到明显优化，服务能力和水平显著提升。与 2012 年相比，2018 年全市乡村医生 50 岁以上人员占比由 51.73% 下降至 24.7%，执业（助理）医师占比由 7.3% 上升至 20.61%，大专以上学历人员占比由 7.4% 上升至 23.1%。

以基层卫生综合改革为抓手筑牢村级医疗服务网底

浙江省绍兴市柯桥区

浙江省绍兴市柯桥区不断推进村级医疗机构标准化建设，完善村级服务机构网底；通过改革卫生人员培养模式、创新村级医疗机构管理模式，加强人才队伍建设；同时明确人员编制身份和提高财政保障力度，促进村级可持续发展。整体上，村级医疗卫生服务体系建设取得积极成效，基本医疗和公共卫生服务水平得到有效提升，切实解决了山区农村居民看病难、看病烦的问题。

一、政府重视，出台保障政策

2014 年 7 月，柯桥区印发《关于深化医药卫生体制改革的实施意见》，从六个方面推进村级医疗机构建设，为基层医疗卫生机构完成定性定编、实施基本药物制度、落实财政补助、推进乡村一体化管理等工作提供了强有力的政策保障。

二、加强规划，健全村级医疗机构建设

（一）明确村级医疗机构规划设置数量

综合考虑各镇（街道）服务人口数、服务半径和现有医疗资源等因素，全区

重新规划设置288家村级医疗机构，全面构建农村“20分钟医疗服务圈”。截至2020年年底，已完成新改建133家。

（二）明确村级医疗机构建设标准和资金来源

规定其业务用房和基本设备按省、市规定标准进行建设和配备。机构所在地行政村承担基本建设资金，镇（街道）承担3万元/家的设施设备经费，区财政承担0.8万元/家的信息化建设经费，镇（街道）按每年1万元/家的标准给予日常运行经费补助，已累计投入595万元。

（三）明确人员编制和身份

协调区人力资源和社会保障局单独为村卫生室核增337个编制，面向社会公开招聘，凡取得执业（助理）医师资格、年龄在40岁以下者均可应聘，一经录用即纳入编制管理，在收入分配、养老保障等方面与所在辖区社区卫生服务中心医务人员享受同等待遇。

（四）明确村级卫生人员培养模式

委托医学院校定向培养本地户籍的临床医学本科生和大专生，由区财政提供每人3.6万元的培养经费，毕业并取得执业（助理）医师资格后，安排到村级医疗机构工作。2015年以来，已为乡镇卫生院（社区卫生服务中心）定向培养48名医学本科生，为村级医疗机构定向培养210名医学大专生。截至2020年年底，首批59名定向培养生已走上乡村医生岗位，计划2021年完成全部337人的培养计划。

（五）明确村级卫生人员收入参照乡镇卫生院绩效工资水平

乡村医生收入除基本公共卫生服务项目补助、一般诊疗费收入、药品零差率补助（药费的20%）外，差额部分由区财政按照“核定收支、差额补助、总额控制、绩效考核”原则予以承担，并实行财政统筹。

（六）明确村级医疗机构管理模式

村级医疗机构由村委会提出申请，区卫生健康局批准，纳入医保定点管理，实施国家基本药物制度。从业人员在辖区乡镇卫生院（社区卫生服务中心）相关科室轮转，取得资格后进入村级医疗机构执业，纳入镇（街道）医疗机构编制内管理。毕业后连续3年未能取得执业医师资格者，解聘并退还定向培养补助经费。同时，协议规定从业人员在村级医疗机构工作不得少于20年。

三、加大投入，提高财政保障力度

（一）鼓励执业医师到村级医疗机构多点执业

2015年，柯桥区政府制定文件，明确对医师到村级医疗机构多点执业予以补助。通过政府购买服务的方式，以村级医疗机构为单位，对乡镇卫生院（社区卫生服务中心）的医师到村卫生室多点执业，给予100元/天的补助，每个村（社区）卫生服务站最高补助限额为3.6万元/年，所需资金由区财政承担。2018年度，乡镇卫生院（社区卫生服务中心）医生到村卫生室执业天数达到5 906天，共补助59万余元。

（二）对村卫生室给予药品使用补助

非基本药物的使用金额控制在总药品金额的30%以内，对所使用的药品予以20%的财政补助。

（三）降低村级医疗机构执业风险

2016年，柯桥区政府印发《关于村级医疗机构实行医疗风险金的意见》，以区级财政保底100万元，各村级医疗机构每年缴纳1 000元，建立村级医疗机构医疗风险金，切实降低村级医疗机构从业人员的执业风险。

经过几年来的努力，柯桥区的村级医疗机构建设取得积极成效。队伍结构更加合理,具有大专以上学历、执业(助理)医师资格的年轻医务人员逐渐替代原有乡村医生队伍;乡村医生收入得到保障,全区纳入紧密型一体化管理的村卫生室乡村医生年平均收入9万左右,其他乡村医生7万左右;群众对基层医疗卫生服务的满意度逐年提升,特别是山区村级医疗机构的建设,切实解决了群众看病难、看病烦的问题。

规范医疗促服务
力践笃行惠民生

山东省聊城市东阿县

为加强村卫生室和乡村医生队伍管理，提高农村居民医疗卫生服务水平，山东省聊城市东阿县理顺村卫生室管理体制，整合乡村医生资源，规范农村医疗秩序，探索完善乡村卫生一体化管理工作，让广大群众获得安全、有效、方便、价廉的基本医疗卫生服务，有力地推动了当地农村医疗卫生事业的健康发展。

一、科学规划村卫生室设置，推进高效化运转

一是加强建设，推进村卫生室规范化建设。东阿县按照服务人口 2 000~4 000 人、服务半径 2.5 公里以内地理交通等综合因素，统一规划设置和高标准建设了 134 个村卫生室。村卫生室业务用房面积均不低于 80 平方米，其中达到 100 平方米的为 96 家，确保水、电、路、电话、网络“五通”，做到诊断室、诊疗室、观察室、药房“三室一房”分开。在没有村卫生室的贫困村设立了 98 处卫生服务点，配备齐全了相应的医疗设备及办公设施，每周四由包村的乡村医生进行坐诊，方便贫困地区群众看病就医。**二是加强村卫生室管理，推进高效化运转。**县卫生健康局持续加大督导力度，每年组织开展村卫生室观摩活动，对未达到规范标准要求的进行通报，限期整改，推动了村卫生室标准化水平不断

提升。所有村卫生室实行“七统一”(统一机构建制、统一行政管理、统一业务管理、统一财务管理、统一采购药品器械、统一收费标准、统一机构名称)“四有”(看病有登记、用药有处方、诊疗收费有单据、转诊有记录)管理。全县村卫生室统一配备电脑,纳入卫生网络服务平台管理,实现基本公共卫生服务、医保门诊报销、药品购销及日常工作信息化管理。40%的村卫生室与县医院开通了远程会诊,100%的村卫生室与镇街卫生院开通了远程会诊,服务效能进一步提升。**三是优化村卫生室条件和服务环境,持续改善就医体验。**镇街卫生院每年为有需要维护的村卫生室的房屋、墙壁进行修缮、粉刷,并配备更新办公桌椅、宣传栏、档案柜等设施,配置急救推车等医疗设备,所有费用由乡镇卫生院承担,真正体现一体化管理,有效促进村卫生室医疗条件和服务环境的持续优化,农村群众就医体验进一步改善。

二、提高收入待遇,完善养老政策

一是提升乡村医生队伍的收入待遇。东阿县各乡镇卫生院、社区卫生服务中心对村卫生室实行绩效考核,努力提升乡村医生的收入待遇。按照上级规定的一般诊疗费收费标准和实际门诊工作量结算医疗服务收入,多劳多得,按照村卫生室10天一报账、一月一结的办法,乡镇卫生院把医疗服务收入全部返还到村卫生室。原则上将不少于40%的基本公共卫生服务项目内容交给乡村医生,补助经费按比例进行拨付,并与每月一次的绩效考核挂钩,2020年达到服务人口每人不低于24元标准的基本公共卫生经费拨付给乡村医生。基本药物制度补助按照本乡镇乡村医生总人数和考核得分4∶6的比例赋值分配。截至2020年年底,在岗乡村医生的月收入平均3 000元左右,收入最高可达4 800元,乡村医生工作积极性、主动性不断增强。**二是完善乡村医生养老政策。**严格落实60周岁以上老年乡村医生补助,鼓励乡村医生缴费参加职工基本养老保险。乡镇卫生院为乡村医生购买医疗责任保险,有效化解乡村医生执业风险。

三、县招、乡管、村用，提升队伍素质

在全市率先开展大学生村医招聘工作，于2016年和2018年招聘57名全日制大专学历的医学毕业生，经考试合格签订劳动合同，充实到村卫生室工作。全县乡村医生大专/中专以上学历人员占比提高到57.5%，较2015年提升30个百分点。所有村卫生室人员由乡镇统一调配、统一使用，采取村卫生所（室）所长竞聘上岗制，乡镇卫生院聘任村卫生所（室）所长，村卫生所（室）聘任乡村医生，择优录用，并配备女性乡村医生。利用现代信息技术，经常性组织开展网上培训；利用本地优势，与东胶集团联合举办了260余名乡村医生参加的“中医药知识与阿胶文化”培训班；依托东阿县人民医院的全国培训中心，积极开展全县乡村医生培训，有效提高了乡村医生的专业技术素质，近年来共培训乡村医生600余人次。

多措并举
固牢村卫生室网底

湖北省恩施土家族苗族自治州

湖北省恩施土家族苗族自治州（以下简称“恩施州”）位于武陵山连片特困地区，乡村两级医疗机构在健康扶贫工作中发挥着重要作用。恩施州坚持以人民健康为中心，助力全州精准扶贫、脱贫“摘帽”，通过改善乡村医生工作条件、待遇，树立先进典型等多项措施，使全州基层卫生健康服务网底更加牢固，推动基层卫生健康事业高质量发展。

一、因地制宜，实施乡村医生订单定向培养

恩施州农村地理位置偏远，交通不便，乡村医生工作岗位对大专以上学历毕业生缺乏吸引力。自2013年起，州政府依托州职业技术学院培养中专订单定向乡村医生，毕业生经考核取得相应执业资格后招聘到村卫生室工作。截至2019年年底，已招收7届826名医学生，其中258人已毕业并经考核合格后招聘到村卫生室工作。自2017年起，州委、州政府委托湖北民族大学科技学院培养本土化订单定向医学生，招收规模为每年100名，定向医学生的学费全部由州政府承担，并给予相应生活补助。定向医学生毕业后经助理全科医师培训合格后全部到乡村医疗机构执业，截至2020年年底，共招收3届239名医学生（其中助产专业89名，临床医学专业150名）。

二、保障村卫生室运行，提高乡村医生待遇

（一）保障村卫生室运行与乡村医生补偿经费

2013年5月，州政府下发《恩施土家族苗族自治州人民政府关于加强村卫生室和乡村医生队伍建设的意见》，对村卫生室正常运行予以保障。州政府按照每个村卫生室每年不低于6 000元的标准核定运行经费，按照每名乡村医生每年2 400元的标准予以在岗补助，对乡村医生实行每人每年不低于5 000元的定额补助，保障乡村医生收入与村主职干部接近。恩施市对村卫生室负责人、一般乡村医生分别补助900元/月、700元/月，2020年1月起将此标准分别提高到1 200元/月、1 000元/月；利川市对辖区6个偏远乡镇卫生院，依据基本公共卫生考核，增加5%偏远乡镇经费补助。

（二）全面落实乡村医生养老保障

自2012年起，各县（市）相继出台乡村医生养老保险政策。2012年，来凤县率先落实乡村医生养老保险待遇，当年财政投入72.3万元，为244名在职乡村医生购买灵活就业人员养老保险。2014年，咸丰县出台乡村医生养老保障工作办法，通过“以奖代补”给予每人每年2 000元财政补助，按年纳入财政预算。2015年，恩施市政府办公室印发《恩施市乡村医生参加社会养老保险实施方案》（恩市政办发〔2015〕21号），为乡村医生购买企业养老保险并纳入财政预算。目前，全州八县（市）全部落实乡村医生养老保障政策。

三、实施能力提升工程

2016年，州委、州政府实施“恩施州精准扶贫农村医疗卫生人才能力提升工程”，州委组织部、州原卫生计生委累计投入经费383.91万元，用3年时间轮训全州所有乡村医生。此工程共完成州级培训1 200人（其中骨干乡村医生培训720人，师资培训300人，基本公共卫生新规范专题培训180人），完成县

(市)级农村医疗卫生人才培训及“一对一”结对帮带乡村医生累计 3 000 多人，实现“全州乡村医生人均一个城市医生帮带”的目标。2019 年 10 月，恩施州已启动新一轮乡村医生培训工作，州级已培训骨干乡村医生 100 名，县(市)级累计培训乡村医生 2 255 名。

四、加强村卫生室规范管理

2019 年 8~9 月，恩施州卫生健康委联合州市场监督管理局重点从药品管理、设施设备、执业资格等方面对全州村卫生室进行专项整顿。2019 年 8 月，州卫生健康委印发《关于进一步加强村卫生室规范管理的通知》，明确乡村医生职责、服务功能、依法执业等内容。州政府投入 1 000 万元建设远程医疗会诊系统，实现州、县、乡、村四级远程会诊互联互通全覆盖，切实提高村卫生室服务能力和水平。

五、加大村卫生室设施设备投入

2017 年起，恩施州 8 县(市)利用项目资金，对部分村卫生室实施改扩建。各县(市)已利用省级财政转贷资金 10 685.5 万元，完成 740 个村卫生室建设，消除全州村卫生室“空白点”。2019 年巴东县投入 960 万元为县辖区 341 个村卫生室统一配备医疗设备；建始县、鹤峰县已累计分别投入 1 110.7 万元、1 390.9 万元用于村卫生室建设。

加强乡村医生队伍建设 筑牢基层卫生服务网底

湖北省宜昌市点军区

湖北省宜昌市点军区高度重视村级医疗卫生服务体系建设，不断加强政府投入，加强待遇保障，落实“乡聘村用”，加强养老保障，消除后顾之忧，有效提升乡村医生队伍能力，筑牢基层卫生服务网底。

一、加强政府投入，提升服务能力

一是不断加强财政保障。村卫生室运行经费由省、区两级财政进行补助，其中省级35万元/年，区级配套97.54万元/年。**二是加强阵地建设。**2014—2018年，投入资金600余万元，对18个村卫生室进行“提档升级”；落实资金800余万元，完成城区基层医疗卫生机构信息管理系统、基础设备更新、健康小屋建设等，全区49个村卫生室全部完成标准化建设。

二、落实“乡聘村用”，加强一体化管理

2017年8月1日起，全区正式实行乡村卫生服务一体化管理模式，做到“八统一”，即“统一规划建设、统一法人管理、统一人员管理、统一业务管理、统一药品管理、统一财务管理、统一绩效考核、统一待遇保障”。村卫生室的法定

代表人由辖区乡镇卫生院主要负责人担任，村卫生室作为乡镇卫生院的延伸场所，为增强乡村卫生服务能力、稳定乡村医生队伍提供了有力保障，群众获得健康的路径更加安全、有效、及时、便捷。

三、加强待遇保障，实行差异化补助

为切实加强乡村医生待遇保障，针对当地地广人稀的特点，点军区积极落实差异化补助，并随经济水平逐年增长，激发乡村医生工作积极性。在岗乡村医生待遇由基础工资（800 元 / 月）、工龄工资（10 元 / 年）、室长补助（100 元 / 月）、执业资格补助（50~150 元 / 月）、地域补助（100~300 元 / 月）、运行经费（3 650 元 / 年）、基本医疗补助和基本公共卫生服务补助组成。新进委培乡村医生待遇按照每年不低于 3 万元的标准考核发放工资，为其购买“五险一金”，2017—2018 年由区财政按每人每月 3 900 元的标准全额拨付，2019 年提高到每人每月 5 185 元（含“五险一金”）。根据年终绩效考评结果，2018 年全区在岗乡村医生平均收入 5.43 万元。

四、加强养老保障，消除后顾之忧

2009 年，点军区将乡村医生比照《湖北省城镇灵活就业人员基本养老保险暂行办法》纳入宜昌市城区基本养老保险范围。2018 年出台到龄离岗乡村医生生活补助相关政策，对在点军区工作过的年满 60 周岁男性、年满 55 周岁女性乡村医生，按实际工作年限分类，由区财政全额拨付，补助时间从 2017 年起。截至 2020 年年底，已为 117 名到龄离岗乡村医生发放生活补助资金 43.67 万元。

五、加强定向培养，提升队伍素质

积极开展定向培养大学生乡村医生工作，2014—2018 年全区共定向培养大学生乡村医生 54 名，已有 12 名毕业生走上工作岗位，基本实现“十三五”

末"一村一名大学生乡村医生"的目标。强化定向委培乡村医生3个月岗前培训，每批选择1~3名优秀人员，到区卫生健康局业务股室进行半年或1年的轮岗培训，提高人员综合能力。

优化乡村医生队伍
实现医保一站式报销

广东省惠州市

广东省惠州市委、市政府一直高度重视基层卫生工作，按照“县级强、乡级活、村级稳、上下联、信息通”的总体思路，打造“顶天立地”格局，提升基层医疗卫生健康服务能力，着力加强村卫生站和乡村医生队伍建设，牢固兜住农村三级医疗卫生服务的网底。

一、早起步，财政补贴稳定乡村医生队伍

一是财政对村卫生站和乡村医生给予补助。早在2005年，惠州市委、市政府就明确要求明确每个行政村设1个卫生站，每个卫生站配备1名有资质的医生，乡村医生工资由市政府每月给予1 000元补助。2006年7月，省政府实施对14个经济欠发达的地级市（含惠州市）的行政村卫生站补贴，每站每年1万元。到行政村卫生站工作的医生，中专学历每月补助100元、大专学历每月补助200元、本科学历每月补助300元；护士每月补助600元、护师每月补助700元、主管护师每月补助800元；困难村卫生站的医生和护士在省或市补助基础上，分别每月补助200元；由各县（区）财政给予乡镇卫生院对行政村卫生站的管理经费补助，每年每站1 000元。**二是对具有执业（助理）医师资格的乡村医生增加补助。**部分县（区）财政对取得执业助理医师和执业医师资格

的乡村医生分别再给予200元和300元补助。大亚湾区对服务人口少、较困难的村卫生站，给予相应补助，所在村卫生站服务人口500~1 000人（含1000人）每月给予1 000元补助；所在村卫生站服务人口500人（含500人）以下每月给予1 500元补助。2008年起，对4个偏远地区村卫生站每年每站各发放乡村医生生活补助27 000元。仲恺区对纳入镇村一体化管理的村卫生站每年经考核合格后给予定额补助，按每人每月2 500元标准包干补助。

二、严落实，完成村卫生站公建民营规范化建设

2015年，惠州市出台《关于印发惠州市进一步加强乡村医生队伍建设实施方案》（惠府办函〔2015〕131号），进一步明确乡村医生队伍建设要求和实施步骤，不断筑牢农村医疗卫生服务网底，保障广大农村居民基本医疗、公共卫生和家庭医生服务的公平性、可及性和便利性。截至2020年年底，在省、市、县三级财政资金支持下，1 045间纳入镇村卫生服务一体化的村卫生站全部完成规范化建设。

三、抓管理，实施镇村卫生服务一体化

2012年，惠州市政府印发《惠州市镇村卫生服务一体化管理实施方案的通知》（惠府办〔2012〕34号），合理规划和配置村卫生资源，优化乡村医生队伍，实施国家基本药物制度，完善村卫生站补偿机制等，在全市逐步建立“三制”“六统一”模式，即对人员实行聘用制、工资补助制和社会保险制，对村卫生站实行统一行政管理、统一人员管理、统一业务管理、统一财务管理、统一药械管理和统一考核管理的镇村卫生服务一体化管理模式。

第一，落实“三制”，加强人员保障。一是人员聘用制。全市纳入一体化管理的乡村医生与所在地乡镇卫生院签订聘用合同，按《劳动合同法》有关规定统一管理。**二是人员工资补助制。**除乡村医生的医疗收入外，给予财政专项补助及基本公共卫生经费补助。**三是人员社会保险制。**规定乡村医生在劳动

合同期内依照《社会保险法》，随所在地乡镇卫生院参加社会保险，对达到法定退休年龄且未参加职工养老保险的，由乡镇卫生院按返聘人员的标准，由当地政府按照《劳动合同法》给予适当补助。

第二，实行“六统一”管理。一是统一行政管理。各县（区）对村卫生站进行科学规划，合理配置，做到每村都有纳入一体化管理的卫生站，乡镇卫生院积极履行对村卫生站管理职责，负责对村卫生站监督和管理。**二是统一人员管理。**实行执业准入制度，新进入村卫生站的人员要求具备执业（助理）医师资格。建立乡村医生退出机制，对连续2年考核不合格的乡村医生不予继续聘用。**三是统一业务管理。**全市村卫生站实现了规章制度统一，做到制度统一制作、统一上墙。以县（区）为单位做到门诊登记、门诊处方等基本医疗文书和基本公共卫生服务台账统一化。**四是统一药械管理。**村卫生站配备和使用国家基本药物，使用的药品、医疗器械由乡镇卫生院统一配备，村卫生站配备和使用的国家基本药物实行零差率销售。**五是统一财务管理。**乡镇卫生院对村卫生站建立独立的财务科目，对村卫生站的业务收支、资产纳入乡镇卫生院进行监督管理。**六是统一考核管理。**县（区）卫生健康局对村卫生站工作开展情况实行考核制度，由日常考核、注册考核和年度绩效考核三部分组成。根据《惠州市卫生局转发省卫生厅关于印发广东省乡镇卫生院和村卫生站绩效考核实施意见（2012年版）》（惠市卫函〔2012〕783号），制定惠州市村卫生站绩效考核评价指标，对全市村卫生站实行统一考核管理，考核结果与省、市财政补助直接挂钩。

四、保健康，“一站式”结算打好精准脱贫攻坚战

2020年，惠州市紧跟脱贫攻坚的主线步伐，在市委、市政府的统一部署下，市卫生健康局、医保局、扶贫办通力配合，发挥信息化技术支撑作用，将乡镇卫生院（社区卫生服务中心）的医保门诊信息系统结算功能延伸到村，实现在村卫生站就医“一站式结算”。利用家庭签约服务摸清“七类人群”底数，进行登记造册，建立完善健康档案。全市1 044间村卫生站实现了“一站式”医保结算，

为医疗救助的“七类人群”提供健康保障，助力脱贫攻坚战全面胜利。自2020年8月1日起，村卫生站一般诊疗费由5元/次调整为和基层医疗卫生机构一致的11元/次，极大提升了乡村医生的积极性。

惠州市以公益性为目标、保障群众健康为切入点，在全市1 044间村卫生站（不包括1间不通水电的海岛村卫生站）实施镇村卫生服务一体化管理，打通医疗服务“最后一公里”，筑牢村级卫生服务网底。同时，“一站式”结算得到了农村居民特别是“七类人群”的肯定和赞扬，为助力脱贫攻坚战三大保障的医疗保障问题解决了“最后一公里”的难题。截至2020年11月底，全市已有61 596人次享受到直接在村卫生站看病后医保报销，涉及医疗费用185.3万元，为“七类人群”减免医疗费用69.29万元。

强基层 夯网底
五举措强化村级卫生服务管理

重庆市荣昌区

为夯实农村三级卫生服务网络的网底，重庆市荣昌区加强对村卫生室综合管理，不断强化乡村医生队伍建设，进一步提升村级卫生服务能力。

一、主要做法

（一）聚焦脱贫攻坚，建强建好村卫生室

为持续改善村卫生室服务条件，提升服务能力，荣昌区采取“3个三”举措。**一是聚焦“三达标”**。优化设置行政村卫生室92个，覆盖辖区92个行政村，确保每个行政村均有1所标准化村卫生室，确保“一村一室一证”达标。**二是聚焦“三建好”**。为92个行政村卫生室配备简易呼吸器、便携式高压消毒锅、健康档案柜、诊察床、观察床、办公桌椅、中西药品柜等基础设备。为全区村卫生室配备278台健康一体机和近220万元的基本医疗设备及办公设备。**三是聚焦“三合格”**。为全区92个行政村卫生室配备符合条件的执业（助理）医师或注册乡村医生，确保每个行政村卫生室至少有一名注册乡村医生或执业（助理）医师。

（二）聚焦高质量发展，强化村卫生室星级管理

对标重庆市星级村卫生室评审标准，结合村卫生室目标任务，从业务用房、设施设备、人才队伍、基本医疗、公共卫生服务和乡村一体化管理等十个方面查漏补缺，不断完善村卫生室软硬件建设，确保92个行政村卫生室全部达到三星标准。为推动村卫生室高标准建设，给每个成功创建五星级的行政村卫生室一次性补助1万元，每个四星级行政村卫生室一次性补助6 000元，每个三星级行政村卫生室一次性补助3 000元，充分调动了全区各行政村卫生室创星争优的积极性。

（三）"工分"制计酬，促进按劳分配、优绩优酬

2010年以来，荣昌区实施以乡村医生公共卫生服务补助经费为杠杆，坚持效率优先、兼顾公平、多劳多得的原则，通过"工作量化、质量修正、绩效考核""计工分"等形式，探索创新村级公共卫生服务绩效考评方式，促进公共卫生服务进一步落实。**一是坚持政府购买为基本。**荣昌区通过政府购买服务方式，把公共卫生服务以"计工分"的形式，由乡村医生协助卫生院或独立完成，并根据服务合同向其支付费用(补助)。**二是健全绩效考核体系。**通过量化服务项目，完善考核指标体系，以各项工作完成数量乘以每项工作的标准分值计算工作总量，以考核分数与考核指标总分值的比例确定质量系数。工作总量乘以质量系数作为"工分"总数，服务质量越高，"工分"越高，补助越多。**三是加强督导考核。**区卫生行政部门制定实施方案并委托乡镇卫生院组织实施，实行"一月一统计，一季一督查，一年一考核，季度预付，年终结算"，确保按劳分配、多劳多得、优绩优酬。

（四）建立准入退出机制，优化乡村医生队伍

一是考核招录引进年轻乡村医生。2018年以来，荣昌区公开考核招聘19名年龄45岁以下、具有执业助理医师以上资格的乡村医生补充到乡村医生队伍。**二是定向招录培养大学生村医。**荣昌区开展乡村医生定向培养，与有志从事基层卫生工作的高中毕业生签订定向培养合同，定向培养期间，提供每人

每年8 000元专项补助。**三是优秀乡村医生招录入编。**通过紧缺人才招录，符合条件的优秀乡村医生经考核合格后，允许进入乡镇卫生院(社区卫生服务中心)执业。5年来，全区共招录20余名优秀乡村医生进入各乡镇卫生院、社区卫生服务中心工作。其中，特别优秀的乡村医生逐渐成长为基层管理人员，极大提升了在岗乡村医生的积极性。**四是完善乡村医生退出机制。**荣昌区加强乡村医生考核注册管理，与各镇街政府、村社联合对辖区乡村医生开展考核，对中止执业活动满2年，或对业务工作不认真、服务质量不高、村民认可度和满意度不高的乡村医生，在当年再注册时考核不合格且再次考核仍然不合格的，不予注册。近年来，荣昌区3人因考核不合格退出乡村医生队伍。

(五) 落实多渠道补助形式，强化乡村医生保障

一是落实各级财政补助。包括国家基本公共卫生服务项目补助、一般诊疗费、基本药物补助费、乡村医生专项补助。2018年，全区政府补助乡村医生1 822万元，人均年补助达到3.32万元。2019年，全区政府补助乡村医生1 877万元，人均年补助达到3.47万元。**二是落实乡村医生意外伤害和医疗责任风险保障。**由基层医疗卫生机构为乡村医生购买意外伤害险和医疗责任险，购买保险者按每人每险种80元补助。**三是鼓励乡村医生购买社会养老保险。**在分配乡村医生专项经费资金补助时，对自愿购买社会养老保险的乡村医生按每人2 000元进行补助。2020年，为在岗乡村医生购买医疗责任险、意外伤害险、社会养老保险，共补助资金58万元。

二、主要成效

(一) 乡村医生积极性得到调动，队伍进一步稳定

一是薪酬水平逐年提高。荣昌区实施“计工分”以来，乡村医生年人均服务收入从2010年的1 843元提高到2019年的3.47万元，2019年乡村医生个人补助最高达8万余元。随着农村居民对乡村医生的信任度逐渐增加、乡村医生社会地位逐渐提高，乡村医生的工作积极性得到有效调动。**二是乡村医**

生队伍进一步稳定。通过公开政府补助总量，严格绩效考核，畅通乡村医生申诉渠道，拉开乡村医生收入差距，改变了“在岗村医被动干，离岗村医要补助，干多干少一个样”的局面，形成了“能者上、庸者下”的竞争格局。同时，公开透明的分配机制促进了乡村医生队伍的稳定。

（二）乡村医生服务水平得到提高，农村居民满意度提升

一是人员素质和服务能力全面提升。全区 538 名乡村医生中，大专及以上学历 124 人，占 23.0%；执业助理医师 176 人，占 32.7%；基本医疗和基本公共卫生服务均能开展的占全部在册乡村医生的 94.1%，较 2010 年提高 26 个百分点。**二是公共卫生服务质量提高**。2 型糖尿病、高血压患者健康管理等多由乡村医生承担。2 型糖尿病患者规范管理率由 6.26% 提高到 63.6%；高血压患者规范管理率由 9.25% 提高到 64.9%，分别较 2010 年提高 57.34 个百分点和 55.65 个百分点。**三是居民满意度提升**。通过第三方调查，农村居民的满意度由实施前的 62% 上升到 84%，满意度与获得感增强。

多措并举　提高乡村医生薪酬待遇

贵州省黔南布依族苗族自治州龙里县

贵州省黔南布依族苗族自治州龙里县采取“增报酬、提素质、强培训”等举措，着力推动乡村医生队伍专业化、职业化，筑牢乡村医生医疗服务“网底”。

一、大力提升基础设施服务条件

为全面改善群众就医环境及乡村医生工作条件，全县 79 个行政村卫生室采取分批建设，由政府负责承担村级医疗卫生机构的房屋建设、设备购置、信息化建设等任务，承担所需的水、电、暖等经费补助，按《贵州省卫生计生委关于全力做好深度贫困村卫生室规范化建设的通知》(黔卫计函〔2018〕39 号)标准，建筑面积原则上不少于 150 平方米，其中业务用房面积原则上不少于 120 平方米。分别设置诊室、治疗室、注射室、公共卫生室(计划生育指导室)、信息室、康复室、健康教育室、药房、值班室、卫生厕所等 10 个功能室(其中健康教育室、公共卫生室与信息室可共用一室)，鼓励有条件的村(社区)设立中医治疗室。2019 年底完成 18 个行政村卫生室标准化建设主体工程。

二、提高乡村医生待遇

2018 年 11 月，龙里县委常委会通过《龙里县人民政府办公室关于印发龙里县提升乡村医生薪酬待遇实施方案的通知》(龙府办发〔2018〕56号),明确乡村医生薪酬待遇提升从2019年1月1日开始执行,县政府财政将拨付200万元作为乡村医生薪酬待遇补助。乡村医生基本工资由原来的1 500元/月提高到2 700元/月,并为乡村医生缴纳养老保险(财政补助543.62元/人/月,个人缴纳271.81元/人/月)、工伤保险(财政补助13.59元/人/月)和公积金(财政补助79元/人/月,个人缴纳79元/人/月)。乡村医生的工资由定额工资300元/村/月、实施基本药物制度补助417元/村/月、考核合格奖励100元/人/月和县级财政补助1 883元/人/月4个部分构成。政策落地后,乡村医生月收入可达到6 000元左右。此外,明确将乡村医生基本工资中的500元作为绩效考核部分,在年终按考核等次进行发放,考核不合格的,不发放绩效工资,并按程序解聘。

三、提升乡村医生队伍整体素质

2018年12月,龙里县面向社会公开招聘乡村医生。公开招聘不仅有本县乡村医生,还有外县乡村医生和刚毕业的大学生,通过竞争机制,优中选优,提高现有乡村医生的忧患意识。通过笔试、面试层层角逐,共录用乡村医生120名,经过签订聘用合同及培训后,录用的乡村医生已分配到各村卫生室为群众开展诊疗服务。

四、多渠道扩充乡村医生人才队伍储备

一是进一步开展乡村医生定向免费培养工作,龙里县根据《黔南州定向培养中专学历乡村医生工作方案》,制定《龙里县乡村医生定向培养实施方案》,2017年培养14人,2018年培养16人,2019年培养20人。**二是**加强乡村医生学历提升教育,帮助尚未取得医学类中专学历的在岗乡村医生取得中专学历。**三是**支持在岗乡村医生集中参加考前培训,提高乡村全科执业助理医师资格考试通过率,2018年参加培训乡村医生3人,2019年参加培训乡村医生1人。

五、完善乡村医生退出机制

为促进到龄乡村医生稳步退出工作岗位，龙里县按照乡村医生服务年限对离岗乡村医生提供退养补助，标准为15年以下1 000元/人/年，15年以上1 500元/人/年。2017年，龙里县共发放13名乡村医生退养补助17 000元，2018年共发放15名乡村医生退养补助19 000元，形成比较完善的退养生活补助制度。

全面提高乡村医生待遇及保障 加强乡村医生队伍建设

——云南省怒江傈僳族自治州贡山独龙族怒族自治县——

云南省怒江傈僳族自治州贡山独龙族怒族自治县(以下简称“贡山县”)在提高乡村医生一般诊疗费用、实施基本公共卫生服务增加补助经费的基础上,多措并举,全面提高乡村医生待遇及保障,进一步加强乡村医生队伍建设,改善工作环境,稳定乡村医生队伍。

一、主要做法

(一)全面提高乡村医生待遇保障,稳定乡村医生队伍

一是全面提高岗位薪酬水平。将原来每月 750 元的工资一次性提高到每月 2 750 元,由基础工资 1 650 元、绩效工资 800 元、省级基本药物制度补助 300 元三部分组成。**二是建立多项补贴制度,提高岗位吸引力。**工龄补贴标准是在村卫生室工作满 1 年算 1 年工龄,每满 1 年工龄每月补贴 10 元。执业资质补贴标准是乡村全科执业助理医师、执业助理医师、执业医师和执业护士(士级)每月补贴分别为 50 元、100 元、300 元和 50 元。职称补贴标准为主治医师、副主任医师、主任医师、护师、主管护师、副主任护师和主任护师每月补贴 500 元、700 元、1 000 元、100 元、300 元、400 元和 600 元。**三是**

建立养老保险制度。要求符合条件的乡村医生参加城镇职工基本养老保险，对大于40岁女性和大于45岁男性，不再强制性要求参加城镇职工基本养老保险。超龄而无法缴纳城镇职工基本养老保险且达到规定退出年龄的，发放解聘补偿，解聘补偿金额为工龄乘以解聘当年基础工资、绩效工资、工龄补贴和职业资质或职称补贴之和；未达到法定退出年龄辞职或辞退的，解聘补偿金额为工龄乘以解聘当年基础工资、绩效工资、工龄补贴和职业资质或职称补贴之和所得合计数的30%；乡村医生因病因残无法胜任工作且未达到法定退出年龄的补偿金额为工龄乘以解聘当年基础待遇、绩效、工龄补贴和职业资质或职称补贴之和。将乡村医生参加城乡居民医疗保险、工伤保险、生育保险的经费纳入年度财政预算，由县财政给予全额补助。**四是建立医疗风险共担机制。**完善医疗风险共担机制，暂时按照每个乡村医生567元/年的标准建立村卫生室医疗风险金，医疗风险由乡镇卫生院和乡村医生按3∶7的比例承担，用于调解医疗事故（纠纷）赔偿，化解乡村医生的执业风险。保险期限一年一投保，每人每次医疗事故免赔5%或1 000元，两者以高者为准，每起保额10万元，年度全县累计限额120万元。

（二）加强乡村医生队伍建设，持续提升服务能力

一是实施学历提升工程。对乡村医生学历再教育要求至少达到中专学历。经过学历提升，目前贡山县43个乡村医生中大专学历17人，大专学历占比达到39.53%。**二是加强业务培训。**借助珠海市金湾区对口帮扶力量组织开展“乡村医生课堂”培训项目，由珠海市金湾区驻点帮扶医师开展全县乡村医生的能力提升培训，已经开展2期。**三是加强乡村医生管理。**制定印发《贡山县村卫生室管理制度（试行）》，形成由乡镇卫生院主管、县卫生健康局相关股室监督的监管体系。全面提升乡村医生的服务和管理水平，推进乡村卫生服务一体化管理工作向前向好发展，不断满足农村居民日益增长的卫生健康需求。

二、主要成效

(一) 工作环境进一步改善

结合云南省关于标准化村卫生室建设的相关要求,2018 年贡山县财政投入 704.8 万元配置标准化医疗设备及村卫生室提升改造,年底完成全县 26 所村卫生室改扩建项目,并达到标准化要求,乡村医生的工作环境得到全面提升改善。

(二) 收入进一步提高

县级财政年均投入 178 万元以上用于提高乡村医生工资和全额补助购买城乡居民医疗保险、工伤保险、生育保险。乡村医生待遇及保障全面提高后,全县工龄最低的乡村医生每月实际工资收入为 2 760 元,与 2018 年 12 月相比,工资水平提高了 3.68 倍。

提高乡村医生待遇
加强乡村医生队伍建设

青海省海西蒙古族藏族自治州

近年来，青海省海西蒙古族藏族自治州（以下简称“海西州”）基层卫生工作以强化基层基础设施建设和人才队伍培养为着力点，加强村卫生室建设和乡村医生队伍建设，不断提高乡村医生待遇，稳定乡村医生队伍，落实居民健康“守门人”职责，推动基层医疗卫生机构基本医疗和基本公共卫生服务融合发展，提升服务质量和效果，不断增强群众的获得感。

一、建立多渠道乡村医生长效补偿机制

海西州已建立起政府岗位补助、基本公共卫生服务补助、药品零加成补助及开展基本医疗服务收入为主渠道的乡村医生长效补偿机制。

（一）提高政府岗位补助水平

自2011年起，海西州将乡村医生月岗位补助调整为850元，合计年补助10 200元，同时按每村卫生室1 000元的标准给予水、电、暖补贴，对取得执业（助理）医师资格或中专以上学历的乡村医生，再增加1 000元的补助。2017年，在省级提高乡村医生补助标准5 000元/人/年的基础上，州级再提高乡村医生补助标准2 000元/人/年。再次提高标准后，全州乡村医生年人均补助水

平达到 19 200 元，其中岗位补助 17 200 元（高出省级补助标准 4 200 元），州级再提标资金主要用于乡村医生绩效考核；同时，参照公益性岗位为在岗乡村医生每年缴纳养老保险、医疗保险、失业保险等社保基金，年内累计投入 351 万元。

（二）保障基本公共卫生服务补助资金

根据省政府购买基本公共卫生服务和 65 岁及以上老年人健康体检相关政策精神，将 40% 以上的基本公共卫生服务任务安排给具备服务条件的村卫生室承担，2019 年将新增的 5 元基本公共卫生服务补助资金全部用于村卫生室，增加乡村医生的收入；每年一次的老年人健康体检项目，对乡村医生参与老年人体检工作，按体检人数给予 15 元 / 人的补助。2011 年起，海西州将老年人健康体检范围由 65 岁以上扩展到 60 岁以上，并按照规范化进行登记管理。2019 年，全州村卫生室公共卫生服务补助经费 1 074 万元，占应补助资金的 34.5%。

（三）落实基本药物补助资金政策

对独立开展医疗服务的村卫生室全部实施基本药物制度，并实行零加成销售，药品零加成补助全部纳入财政年度预算。2020 年，全州村卫生室基本药物补助资金 83 万元，独立开展医疗服务的村卫生室年平均补助达到 4 663 元。

（四）基本医疗服务收入作为个人收入

独立开展医疗服务的村卫生室日常开展基本医疗服务收入全部纳入乡村医生个人收入。结合海西州地域辽阔、地广人稀、农牧业并存，牧业区以流动村卫生室为主，能独立开展医疗服务的村卫生室不足 60% 的现实，乡村医生的收入还是以政府岗位补助和公共卫生服务补助为主。

二、加强乡村医生社会保障

（一）完善乡村医生社会保障

自 2008 年起，海西州在全省率先全面建立了乡村医生医疗养老保障机制，对州内所有实名制管理并符合缴纳条件的乡村医生参照城镇公益性岗位缴纳城镇企业职工养老、医疗和失业保险，保费按年缴纳，单位缴纳部分全部由州县两级财政承担。从2020年开始，财政每年为每名乡村医生缴纳社保资金9 947.8元，个人年缴纳4 600.3元，个人缴纳部分从政府岗位补助中列支。

（二）加强乡村医生权益保障

为保障乡村医生合法权益，海西州制定出台了《海西州乡村医生管理办法》，落实乡村医生准入退出、执业注册、管理考核和人员待遇等相关措施。

（三）乡村医生老年生活得到保障

根据原青海省卫生计生委、省财政厅《关于认真做好老年乡村医生生活补贴相关工作的通知》（青卫基层〔2016〕3号）精神，对已离岗年满60周岁且无社会保障的乡村医生，按有关规定发放老年乡村医生生活补贴。2020年，全州共有195名离岗老年乡村医生享受养老生活补贴待遇。

三、深入开展乡村医生能力培训

（一）加强业务培训，提升服务能力

一是自2017年起，海西州人力和社会保障局按照民生工程和深化医药卫生体制改革工作要求，将乡村医生培训工作纳入州级短期培训项目，每年举办一期（5天），每期100人。截至2020年年底，已经为400名乡村医生进行了培训，达到每名乡村医生轮训一遍的工作目标。**二是**通过实施基层卫生人才能力培训项目，为全州320余名乡村医生在“三县两市”县级医院开展培训。通过以上措施有力提升了乡村医生服务技能和专业素养。

（二）加强队伍建设，优化乡村医生队伍

一是认真贯彻落实国家卫生健康委和青海省卫生健康委“进一步加强乡村医生执业注册管理工作”的相关要求，吸引高学历专业技术人员加入到基

层医疗卫生队伍中，2020 年海西州将 8 名大、中专毕业生通过免试纳入乡村医生队伍。**二是**开展乡村医生“订单定向”培养 3 年计划。2020 年，共有 8 名大、中专和高中毕业生纳入“订单定向”免费培养乡村医生后备队伍；全州各地共接收和安排 14 名“订单定向”乡村医生上岗就业，不断优化和充实乡村医生队伍。**三是**组织开展海西州“最美乡村医生”评选活动，以此大力宣传和激励乡村医生的奉献精神和工作积极性。截至 2020 年年底，海西州共有乡村医生 353 人，大专及以上学历占 48.1%；取得执业（助理）医师资格证 89 人，占 25.2%。

稳定乡村医生队伍
助推乡村健康振兴

新疆维吾尔自治区哈密市

近年来，哈密市按照“保基本、强基层、建机制”的要求，不断强化政府职责，完善补偿机制，加强乡村医生队伍内涵建设，优化和稳定乡村医生队伍建设，不断提升农牧区医疗卫生技术水平，助推哈密市乡村健康提质增效。

一、主要做法

（一）健全机制，加大投入，奠定组织基础

一是落实政策保障。哈密市调整完善农牧区卫生工作领导小组，印发《哈密市乡村医疗卫生服务一体化管理实施方案》《哈密地区行政公署办公室关于进一步加强乡村医生队伍建设的通知》等系列文件，明确工作内容、工作目标和工作要求，为加强乡村医生队伍建设提供了政策保障。**二是强化高位推动。**市委、市政府主要领导、分管领导多次听取汇报，实地调研，针对实施过程中存在的问题，从政策、资金、人员等方面加大支持力度，将乡镇卫生院和村卫生室标准化建设、每年 8 000 元村卫生室运行经费和乡村医生财政补助等纳入全市重点工作加以落实，进一步夯实农牧区网底建设。**三是加大资金投入。**紧紧抓住医改和援疆机遇，争取各方资金 2.17 亿元，深入推进基层医疗卫生机

构标准化建设和信息化建设，为乡镇卫生院和村卫生室配备了基本医疗设备、交通工具和取暖设施，在全疆率先构建市、县、乡、村四级卫生健康“一卡通”应用体系，开展乡村两级云医疗平台信息化建设，实现乡镇卫生院和村卫生室标准化建设全覆盖。

（二）严格准入，落实待遇，稳定和优化乡村医生队伍

一是严格准入制度，落实补助政策。哈密市按照乡村一体化管理需求，全市共设置 270 个乡村医生岗位，通过参加事业单位考试、区县财政自聘、招聘的乡村医生，每人每月给予 2 380 元补助（包括养老、医疗、失业、工伤等四项社会保险）；对于取得执业（助理）医师资格证书的乡村医生，除享受公益性岗位的补助待遇外，还享受自治区给予持证乡村医生每月 1 200 元补助，并纳入城镇职工养老保险制度。伊吾县采取财政供养方式招聘乡村医生，与在编在职职工享受同等待遇，极大稳定了边远山区乡村医生队伍。**二是提升学历结构和服务水平。**改革完善乡村医生职业资格申请，允许医学专业高校毕业生免试申请乡村医生执业注册，引导高校毕业生到农牧区从事医疗卫生服务，促进高校毕业生就业，支持和保障医学专业高校毕业生扎根乡村、服务乡村，提高乡村医疗卫生服务水平。**三是加强绩效考核。**完善乡村医生绩效考核和工资制度，每季度对乡村基本医疗和基本公共卫生服务进行量化考核，规范乡村医生执业行为。将 50% 的基本公共卫生服务项目、国家基本药物制度、家庭医生签约服务和全民健康体检等经费作为乡村医生绩效工资，每月根据考核结果发放，提高乡村医生工作积极性。

（三）统一管理，强化培训，提高乡村医生服务能力

一是深化一体化管理。哈密市深化乡村医疗卫生一体化管理制度，规范人员、财务、业务、药物、器械、考核“六统一”管理制度，形成乡村两级医疗机构人员统一调配、横向交流培训、纵向绩效考核的工作格局，有效提高了村级医疗卫生服务水平。**二是强化人员培训。**通过县域医共体、卫生援疆，强化乡村医生培训教育，围绕常见病、多发病的诊疗技术、基本公共卫生服务和信息化建设等内容，每年对在岗乡村医生开展全覆盖、多角度、全方位的轮流培训，

进一步提升乡村医生服务能力和水平，确保每个村卫生室均有一名合格的乡村医生。**三是改变服务模式。**每个村卫生室均配备80种及以上药品，开展基本医疗、中医理疗等服务，承担健康档案建立、慢性病随访等基本公共卫生服务和家庭医生签约服务，保证村级医疗卫生机构网底功能正常发挥，满足农牧民医疗卫生服务需求。

二、工作成效

（一）乡村医生队伍日益壮大

2020年，全市在岗乡村医生255人，其中取得执业(助理)医师资质21人，占8.2%；取得乡村医生资质234人，占81.8%；专科及以上学历者96人，占37.6%。全市在岗乡村医生人数较“十三五”同期增长26.2%，乡村医生队伍逐步壮大，形成了凝心聚力、真抓实干的工作格局。

（二）乡村医生服务能力明显提升

通过实施县域医共体建设、深化人员培训教育，县级医疗机构逐级对村级医疗卫生机构进行帮扶带教和培训，乡村医生服务能力得到明显提升，村级医疗卫生机构总诊疗人次较上年同期增长20.2%。

（三）乡村医生薪酬待遇提升

通过落实政策保障、绩效考核，乡村医生人均收入明显提高，乡村医生每月平均收入达4 900~5 500元，有效提升了乡村医生的工作积极性。

第三部分

促进人才队伍能力提升

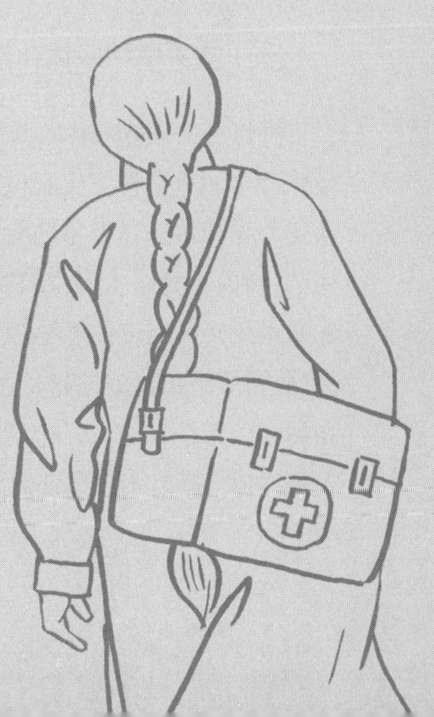

打通健康服务“最后一公里”全力提升村卫生室服务能力

上海市奉贤区

上海市奉贤区卫生健康委紧密结合区域实际，聚焦美丽乡村战略，完善一体化管理机制，强化乡村医生人才队伍建设，实现农村居民在家门口就能享受优质医疗服务。

主要做法

（一）完善镇村一体化管理机制

将村卫生室纳入社区卫生服务管理体系进行统一管理，属地社区卫生服务中心全面负责村卫生室设置、业务指导、业务培训、财务监管等运行管理，改变原来街镇一体办单独管理的模式。同时将乡村医生纳入家庭医生服务团队，明确乡村医生岗位职责，负责配合家庭医生开展签约居民的基本医疗和基本公共卫生服务指导，提高服务能力和服务规范。健全基层医疗卫生服务网络，实施镇村双向转诊，实现签约居民健康动态管理。采取集中和平时相结合的考核方式，每年开展两次村卫生室考核，考核结果与乡村医生绩效工资挂钩。同时不定期开展一体化工作督导，对考核中存在的问题督促及时整改。

（二）提高乡村医生岗位胜任力

一是开展常态化业务培训。根据乡村医生岗位工作需要，依托区内各级医疗卫生机构开展针对性业务培训，将乡村医生岗位培训列入医学继续教育管理范畴。鼓励并支持在职乡村医生参加继续医学教育，促进乡村医生整体学历层次不断提升。建立激励制度，对参加学历教育的乡村医生进行适当补助。**二是搭建互动学习平台。**搭建乡村医生互动学习平台——“乡村医生”小讲堂，组织开展以乡村医生为主体，“讲+学”相结合的学习活动，让所有乡村医生走上台，形成人人参与、时时学习的良好氛围。**三是夯实新乡村医生岗位能力。**安排新乡村医生轮岗到所在的社区卫生服务中心进行技能培训，包括中医适宜技术、肌内注射、急救技能、换药、全科诊疗等技能，平均每人每月2次轮转，以培训累计10次为节点作为技能考核时间点，由带教科室考核。**四是推进中医适宜技术进村卫生室。**每个村卫生室配备火罐、刮痧板等中医设备，各村卫生室都能开展4项中医适宜技术，纳入村卫生室考核标准。

（三）保障乡村医生待遇

2020年，在职老乡村医生税后年人均收入达到12万元。根据区卫生健康委关于退休乡村医生农保+补贴相关政策要求，目前农保补贴增至950元/月。根据《中华人民共和国社会保险法》以及国家和上海市的相关规定，做好在职乡村医生参加社会保险的相关工作，目前在职乡村医生均参加城镇职工基本养老保险。

（四）拓展村卫生室服务功能

为了提升村卫生室服务能级，不断完善村卫生室设施。2020年，奉贤区在全市创新试点智慧村医建设，目前智慧村医已经在四团镇前哨村、新桥村卫生室试点成功，通过“智能问诊+线上支付+自助取药”三位一体，为居民提供一站式诊疗服务，实现“24小时在线云药房、云诊室及智慧药房”三大功能。计划到2021年底推广到全区30家村卫生室。智慧村医建设，打通乡村卫生室和社区卫生服务中心的连接端口，建立起“上下一体、内外协同”的基层新医疗服务链条，全面覆盖诊前、诊中、诊后所有环节。以提升居民的就医体验为核心，为居民提供优质的医疗资源，让居民求医问药更加便捷。

（五）推行双室联动服务管理模式

社区卫生服务中心所辖村卫生室的新乡村医生对口并参与中心家庭医生工作室，实行“3+3”的工作模式，即 3 天在中心工作室或病房、3 天在村卫生室。全部按照医务科轮转安排，社区卫生服务中心骨干师资，按所辖村委每周半天到 1 天定期下沉坐诊村卫生室，实时带教指导新乡村医生接诊技巧、规范体检、医疗文书指导、为辖区疾病人群制定或调整诊疗计划。中心工作室和村卫生室业务上下联动、绩效相互关联。中心师资和新乡村医生一对一手把手带教，真正把教、学下沉至社区，双室联动，扎牢了最基层网底的支撑力、培育了“独当一面”的网底守门人、夯实了居民首诊的健康基石。

（六）培养“能西会中”的新时期乡村医生

社区卫生服务中心中医师下沉、定期驻村指导，带教并开展中医药特色服务。针对风寒湿邪引起慢性肺系疾病、关节病、消化系统及妇科疾病在基层患病率较高的实际，在村卫生室开展“冬病夏治、冬病冬治”穴位敷贴服务，极大方便了社区百姓对中医药服务的需求。社区卫生服务中心门诊定期轮流安排中医针灸科骨干师资带教乡村医生临床技能操作、轮流安排中心内坐诊中医内科专家带教乡村医生跟诊抄方。同时，整合上海中医药大学附属社区卫生服务中心，创建新乡村医生中医适宜技术训练班，由中心中医骨干师资带教新乡村医生每周定期中医实训技能实战。真正把技能传授、服务提供深入网底，惠及广大村居百姓。奉贤区在岗乡村医生共 418 人，在职乡村医生中新一代乡村医生 212 人，其中 145 人纳入编制管理，占新一代乡村医生的 68.4%。

科学调整　落实激励
加强乡村医生队伍建设

江苏省南京市溧水区

近年来，江苏省南京市溧水区制定实施系列政策，科学调整乡村医生队伍，落实相关激励政策，取得较好的效果。

一、合理配置乡村医生

2016年，溧水区按比例核定村级卫生机构人员总额340人，其中村卫生室300人，城区卫生服务站40人，实行乡村医生专项员额管理。截至2019年底，全区乡村医生达到300人，大专以上学历人数221人，占73.6%，比“十三五”初期提高58个百分点，平均年龄38.9岁，比“十三五”初期下降10.1岁。

二、定向委培提升乡村医生能力

“十三五”期间，溧水区计划通过统一招生，委托省指定医学院校每年定向培养溧水户籍的临床医学、中医学等专业专科学历以上医学委培生。委培生入学前与区卫生健康主管部门签订《定向就业协议书》，毕业并落实基层医疗卫生岗位后由区卫生健康主管部门统一派送，学生按规定接受全科（助理）医师规范化培训。截至2019年底，溧水区签订的委培生共计75人。其中，2016

级的 5 名委培生已分配到区内镇(街)卫生院并参加规范化培训。

三、公开选聘大学生乡村医生

按照区委编办备案选聘员额数,区卫生健康主管部门组织做好公开选聘,组织赴省外医学高校参加招聘会,开展乡村医生选聘政策宣传,摸清生源情况和毕业生就业意向,为组织公开选聘打下基础。在全市率先组织开展校园招聘,共计招聘大学生乡村医生 209 人。

四、建立乡村医生收入与保障机制

溧水区积极落实待遇补助政策,自 2016 年起对每个村卫生室按照每年不低于 1 万元标准补助运行经费,并纳入财政预算。依据相关文件要求,各镇(街)卫生院为乡村医生按南京市企业职工社保缴费比例缴存“五险一金”,单位缴纳部分由区财政给予 50% 补助。

五、实行大学生乡村医生镇村一体化管理

正式录用的大学生乡村医生由所在镇(街)按照工作需要、能力素质合理调配,在村卫生室服务期限不少于 6 年。由所在镇(街)按照工作需要、能力素质合理调配,服务期满可在全区范围的镇、村卫生机构流动。对取得本科以上学历和执业资格的乡村医生通过择优公开竞聘的方式纳入事业编制管理。2019 年 6 月,溧水区首次组织全科医生公开招聘考试,录用 9 名大学生乡村医生进入镇(街)卫生院全科医生队伍,其中 4 名为本区在岗大学生乡村医生,形成良性竞争激励机制。

创新村医管理　优化服务环境
推动基层卫生事业高质量发展

江苏省常州市武进区

作为江苏省基层卫生人才"县管乡用"试点地区之一，武进区坚持问题导向，坚持改革创新，在推进乡村医生队伍建设的工作中，陆续形成了"大学生村医工程""驻村护士制度""备案制乡村医生"的人才引进经验。在村级医疗机构建设提升工作中，形成了以"村级医疗机构提档升级工程"为抓手，全区统一部署、规范建设的工作机制，在江苏省起到积极的引领作用。

一、主要做法

（一）积极推动大学生村医工程和驻村护士制度

2010年，武进区率先启动"大学生村医"工程，吸纳医学院校毕业生进入村医队伍工作，财政安排4万元/年的专项资金发放基层工作补助。实施"大学生村医"工程九年以来，累计招录"大学生村医"222人。2016年，武进区在全省率先建立"驻村护士"制度，招录执业护士，充实到村级医疗卫生机构，财政安排3.5万元/年标准发放基层工作补助。四年多来，已累计招录驻村护士55人。

(二)创新村级卫生人才管理机制

作为江苏省“县管镇用”试点地区,2019年10月,武进区委办、区政府办出台了《关于创新武进区村级医疗卫生人才管理机制的实施意见(试行)》(武办发〔2019〕128号),将乡村医生纳入乡镇卫生院备案制身份管理,努力破解乡村医生招录难、留人难的问题。**一是在区级招聘管理上谋创新。**开创性实施村级医疗卫生人员员额、备案制岗位总量核定工作,核定员额总量415名,备案制员额208名。建立每三年一次的动态调整机制。采用入职招聘、系统招聘和事业单位公开招聘等形式,将新招录大学生村医、在岗取得执业(助理)医师资格的大学生村医以及普通乡村医生等纳入备案制管理。每年拿出一定比例的镇卫生院事业编制,面向在岗满6年且取得执业医师资格的“大学生村医”定向招聘。安排新招录的村级医疗卫生人员统一集中参加岗前培训,培训合格后由镇卫生院统筹安排使用。**二是在镇级考核使用上求突破。**对未达到退休年龄的普通乡村医生经镇卫生院考核合格后,按医院临时用工统一聘用;建立村医退出机制,已达退休年龄的,原则上不再聘用。鼓励二、三级医院及镇卫生院在职骨干医师到村级医疗卫生机构执业或开设医生工作室,定向招聘的编内村医可调配到镇卫生院工作。在村级医疗卫生机构执业视为职称晋升前基层服务经历,镇卫生院全科医生、执业护士聘任中级职称岗位的,须有一年内到村级医疗卫生机构累计服务满半年的经历。制定备案制管理村医考核办法,明确备案制身份退出机制。**三是在人员待遇保障上重优化。**纳入备案制管理的乡村医生,其基本工资和基础性绩效工资参照同类事业单位人员标准,奖励性绩效工资与其基本公共卫生服务、基本医疗、家庭医生签约服务等工作完成情况挂钩,并享有与同类事业编制人员同等的职称评定、评优评先、进修、工会福利等待遇。对在村级医疗卫生机构岗位工作的备案制管理人员,区财政足额安排人员基本工资和基础性绩效工资经费。现有未达到退休年龄的普通乡村医生,考核合格后,镇卫生院办理正式聘用手续,为其缴纳基本养老保险、基本医疗保险,享有生育、失业、工伤、长护险等社保待遇,基本药物补助经费和社保待遇单位缴纳费用等由财政予以保障。

（三）实施村级医疗机构提档升级工程

2017年，武进区启动村级医疗机构提档升级工程，并将其列入武进区教育卫生事业均等化三年行动计划(2017—2019年)，按照省级示范村卫生室标准，对60家村级医疗机构实施提档升级，区财政对改扩建机构予以500~700元/平方米的奖补资金，对新建机构予以800~1 200元/平方米的奖补资金，奖补资金基本可以达到机构建设成本的1/3到1/2。区财政安排1 000多万元用于专项奖补，最高奖补36万元/家。2020年，武进区将村级医疗机构提升工作纳入武进区民生幸福提标工程，全区新增14家村级医疗卫生机构提档升级建设目标，继续助力民生幸福提标。

二、工作成效

（一）促进乡村医生队伍稳定和发展

在2010年实施“大学生村医”工程、2016年建立“驻村护士”制度的基础上，武进区在村级医疗卫生人才引进和保障政策上做了进一步的突破和创新。人员收入待遇进一步提高，人均达到每年12万元以上，其中转为备案制管理的普通乡村医生年收入平均提高3.8万元，大学生村医年收入平均提高2.2万元；村级医疗卫生人才队伍得到稳定。新政出台后，有数名意向离职的大学生村医未离职；乡村医生身份真正转变为“卫生人”，建立了乡村医生职业上升通道，备案制管理村医考核办法等配套政策落地，稳定了乡村医生队伍，提高了队伍的凝聚力。

（二）硬件提升力促乡村医生扎根基层

通过近几年时间村级医疗卫生机构提档升级，建成了70多家设施配套完善、流程合理优化、环境整洁温馨、标识规范醒目、服务提供规范、群众满意的达到省级示范建设标准的村级医疗机构，基本实现了全区村级医疗卫生机构面貌一新。就医环境的改善，对稳定乡村医生队伍起到了积极作用，居民就医体验和满意度也得到进一步的提升。

健全机制　筑巢引凤
着力破解乡村医生队伍建设难题

江苏省南通市海安市

近年来，江苏省海安市以提升基本公共卫生服务水平为引领，持续推动基层医疗卫生服务运行体制改革，积极优化人才发展环境、完善人才激励机制，初步形成了具有一定规模和质量的乡村卫生人才队伍，为全面推进“健康海安”建设提供了坚强的人才保障。

一、主要做法

（一）加大投入，推进村卫生室标准化建设

近年来，全市共投资 5 000 余万元，新建、扩建、改建 206 个标准化村卫生室，统一配置标牌标识、办公桌椅、电脑、空调、医疗器械等基本设备设施，其中 46 个村卫生室通过省示范村卫生室验收，70 家村卫生室建有中医阁，为村民提供中医药服务。通过村卫生室标准化建设，改善了乡村医生工作环境，织牢了基层卫生服务网底，巩固了全市 15 分钟健康服务圈。

（二）多措并举，拓宽乡村医生补充渠道

结合海安市乡村医生队伍实际情况，通过定向培养、考录引进等方式，进

一步拓宽卫生人才补充渠道，及时增加乡村卫生人才队伍的“新鲜血液”。**一是**采用集中招考和平时招考相结合的方式，面向社会公开招聘符合条件的人员补充乡村医生队伍；**二是**选派 80 名左右乡镇（中心）卫生院富余卫生技术人员下派到村卫生室工作；**三是**择优返聘业务能力强、身体健康、群众满意度高的退休医务人员；**四是**委托南通卫生高等职业技术学校举办农村医学中专班，每年与 30~50 名学生签订定向培养协议，毕业后到村卫生室就业，8 年来共培养 330 名学生，已有 173 名农村医学专业毕业生被安排到村卫生室工作。

（三）健全机制，提高乡村医生薪酬待遇

海安市率先建立乡村医生薪酬制度，逐步提高社会保障水平。乡村医生薪酬由月基本薪酬、劳务补助、年度绩效、综合津贴四部分组成，平均每人每年收入 6 万元左右。根据距离主城区及各乡镇的远近、经济条件、人员配备情况等因素，在月基本薪酬中增加 150~350 元的乡镇工作补助。为适龄乡村医生统一办理“五险一金”，退休返聘人员统一办理雇主保险。将乡村医生纳入乡镇（中心）卫生院工会管理，享受会员待遇。统一为乡村医生办理医疗责任保险，设立医患纠纷等突发事件处理备用金，逐步完善村级医疗风险化解市、镇、村共担机制。

（四）强化培训，提升乡村医生诊疗水平

建立并全面落实乡村医生全员培训制度，每年会同市人民医院、中医院、皮肤病医院组织乡村医生开展全科医生务实进修班、中医适宜技术务实进修班、皮肤病务实进修班。与江苏省卫生健康委人才交流中心合作开展健康管理师培训和职业技能鉴定工作，3 期共有 120 人通过全国健康管理师三级国家职业资格证书考试；每年选派优秀乡村医生到南通市三级医院脱产进修；组织人员对村卫生室新聘用的医学院校大中专毕业生进行岗前培训。鼓励在岗村卫生室人员接受医学学历继续教育，支持、组织乡村医生参加国家执业（助理）医师和乡村全科执业助理医师资格考试。2018 年，海安市投入 300 万元，率先建成“江苏省基层卫生人员海安实训基地”，并于 2019 年底顺利通过省基层卫

生人员实训示范基地验收，2020 年被推荐为全国基层卫生人才能力提升培训项目试点基地，实训基地运行以来，线上、线下累计培训乡村医生 1 000 多人次，促使海安市乡村医生服务水平不断提升。

二、工作成效

（一）乡村医生队伍更加稳定

实施镇村卫生机构一体化管理后，政府主导的投入机制进一步明确，管理体制进一步理顺，乡村医生的待遇和社会保障得到进一步保证，有效调动了乡村医生的工作积极性。目前，海安市共有乡村卫生人员 851 人，执业（助理）医师 309 人，占乡村医生总数的 36.4%。本科学历 67 人，大专学历 169 人，大专及以上学历占 27.7%。

（二）群众看病就医愈加便捷

通过村卫生室标准化建设，村卫生室环境整洁、流程合理、功能齐全，为群众就医提供了良好的诊疗环境，让群众看病更方便。村卫生室基本药物配备得到保障，24 小时服务制度得到有效执行，一些常见病、多发病在村卫生室能够得到及时诊治。在方便群众的同时，患者的医疗费用也有所降低，2017—2019 年村卫生室诊疗人次逐年上升，分别达 148 万人次、152 万人次和 156 万人次。

（三）公共卫生服务能力显著提升

为全市 78.6 万人建立了居民电子健康档案，并进行动态更新，建档率达 92%。为 12.31 万名高血压、3.64 万名糖尿病和 20.75 万名 65 岁以上老年人等重点人群提供健康管理。全面推动家庭医生签约服务扩面提质，目前海安市常住人口签约率达 47.5%，重点人群签约率达 83.2%。持续推进家庭医生签约服务模式创新，首诊签约、“点单式”签约取得明显成效。

（四）卫生资源效益不断提高

实施镇村卫生机构一体化管理，统筹区域内卫生资源配置，明确界定各级各类医疗卫生机构职责，做到各负其责、各司其职、相互配合、密切协作，使有限的卫生资源发挥最大的使用效益，群众满意度逐年提升。

打通乡村医生“进退”渠道
筑牢健康守门人网底

浙江省嘉兴市海盐县

浙江省海盐县采取“两个定向生入职、年龄到线者离岗、健康守门人培训”等有效策略，打通乡村医生队伍“进 - 退”渠道，筑牢健康守门人网底。

一、“两个定向生”入职，乡村医生补员有来源

启动以定向培养为主、定向招聘为辅的“大学生乡村医生”行动，对应届优秀医学类毕业生实行直接签约招聘，及时做好乡村医生队伍补员工作。**一是财政保障培养人。**委托省内医学院校定向培养本地户籍的临床医学大专生和本科生，签订《定向就业协议书》，县财政保障学费。实施学费代偿补助制度，对定向培养的农村社区医生，按学历层次分别给予本科 4.6 万元、专科 2.6 万元的学费补助；对定向招聘农村社区医生给予 2 万元的学费补助。**二是政策保障招到人。**新医改核定乡镇卫生院(社区卫生服务中心)人员编制数 810 名，增加编制数 112 名。全县卫生人员实行“统一规划、统一招聘、统一培训、统一配置、动态调整”的县域统筹管理机制，定向培养全科医生编制放在乡镇卫生院(社区卫生服务中心)，实行镇村一体化统筹使用，全县已累计落实定向培养计划 227 名，其中本科 90 名、大专 137 名，已有 157 名定向培养和 16 名定向招聘专科毕业生纳编并充实到基层服务一线，有效缓解了村级医疗卫生机构

人才总量缺乏的状况。

二、"年龄到线者"离岗，乡村医生退出软着陆

海盐县颁布了乡村医生养老与退岗政策，为老年乡村医生平稳退出岗位提供制度保障。**一是分类分阶段解决养老保险待遇。**分别在2004年、2008年、2011年出台并完善关于乡村医生基本养老保险政策，乡村医生参加城乡居民社会养老保险由县、镇两级财政按城镇居民补贴标准给予补助，另外再由各乡镇卫生院(社区卫生服务中心)按每人每年1 000元的标准给予补助，最长补助5年，乡村医生参保率高达95.4%。**二是合理补助引导"到线"退岗。**建立乡村医生退出机制。明确规定乡村医生凡男性年满60周岁、女性年满55周岁原则上不再聘用；达到退岗年龄的乡村医生在享有每月1 000余元退休金的同时，由县财政安排资金给予一次性补助，按照乡村医生的服务年限计算补助金额，从2004年实施镇村一体化管理起计算，每年500元，最高补助年限为10年。145名年龄到"线"乡村医生办理退出岗位手续。离岗老年乡村医生的养老金收入达到1 200元以上，有效保障离岗乡村医生养老问题。

三、"健康守门人"培训，乡村医生能力稳提升

海盐县通过多形式多渠道加大乡村医生岗位培训与统筹使用，努力锻造一支符合新时代要求的乡村医生队伍。**一是建立乡村医生技能培训和继续教育长效机制。**围绕定向培养的新生力量抓好规范化培训和在职教育，围绕社区卫生服务能力提升抓好乡村医生全科培训和适宜技术应用培训，不断提升"健康守门人"服务水平，先后成立杭州医学院海盐临床学院、县临床技能培训中心、县慢性病防治技术指导中心、县中医药适宜技术推广中心以及国家级、省级名中医工作室等。全县100%的乡村医生参加过由上级组织的各类培训，积极鼓励乡村医生参加乡村执业(助理)医师资格考试。**二是积极培育乡村医生"能西会中"。**在打造"中医基层化、应用智能化、服务一体化"品牌中，委托浙江中医药大学举办"西学中""护学中"培训班，开展基层名中医评选、师徒

结对等活动。组织乡村医生参加"基层中医化,中医基层化"的相关培训,使乡村医生能广泛应用中医药适宜技术,让"能西会中"的乡村医生成为村社区卫生服务站的"标配"。全县40%以上的村社区卫生服务站通过创建成为县级"示范中医药服务站"。**三是加强乡村医生的绩效考核与正向激励。**投入8 000余万元建成区域卫生信息化综合平台,全县90%以上的乡村医生成为家庭医生签约服务团队中的重要一员。每年由县财政安排资金200万元专设"海盐县卫生人才专项奖励基金",用于奖励在人才建设、学科建设工作中做出较大贡献的单位和业绩突出的各类人才(包括乡村医生)。每年评选年度"优秀社区医生""十佳乡村医生",颁发荣誉证书,并给予物质奖励。

截至2020年底,海盐县已经建立起一支年轻化、学历高、待遇好、留得住的乡村医生队伍,40岁以下人员占65%,60岁以上人员仅占16%;学历层次较高,大专以上学历占65%,基本实现村村都有大学生乡村医生的目标;在岗乡村医生平均年收入在7万~8万元(最高可达15余万元),巩固了村级医疗服务网底,较好地发挥村级医疗与健康守门人的作用。

聚焦人才短板　做足补强文章
筑牢基层卫生事业高质量发展根基

浙江省湖州市南浔区

近年来，湖州市南浔区在实行社区卫生服务站（由原村卫生室转型而来，以下简称“服务站”）“九统一”管理（机构、人员、财务、药械、服务、制度、信息化、绩效评价、考核奖惩）的基础上，针对基层卫生人才“招不进、留不住、用不好”的问题，聚焦“人才引育、服务转型、保障强化”三大课题，创新工作举措，扎实做好“兜底补缺、赋能增效、潜能激发”三篇文章，有效破解基层卫生人才短板。

一、主要做法

（一）聚焦人才不足，做好“兜底补缺”文章

一是降低门槛，大力“引”。以破解社区人才“青黄不接”为导向，全面加强基层医疗卫生机构引才力度。对 2014 年以来的所有社区定向培养生毕业分配后，给予落实事业单位编制待遇，大幅提升社区医学岗位吸引力。及时调整完善社区医学人才招聘政策，降低社区医学人才准入门槛，凡 40 周岁以下具有中专以上学历和执业助理医师资格的医生均可参加入编考试。截至 2020 年底，全区共公开招聘入编 30 人，编外招聘 53 人，有 119 名定向培养大学生

村医享受带编制入岗政策，基层卫生人才队伍进一步夯实。**二是地校联动，合作“育”。**为破解基层医疗服务能力不足的现状，2020 年南浔区人民政府与湖州师范学院签署地校协同培养战略协议，计划用 3 年时间，委托湖州师范学院专班订制培养 100 名临床医学专科生，确保到 2025 年每家服务站至少有 1 名在编大学生村医，实现村级梯队不断档。同时，南浔区明确专班订制培养的大学生村医毕业后，全部就职于村级社区卫生服务站并接受全科医生规范化培训，所有人员编制由各镇卫生院统筹调配。2020 年，首批 37 名南浔籍专班定制生已就读于湖州师范学院医学院。**三是镇村协调，统筹“用”。**依托县域医共体建设，推动区镇村医学人才统筹调配机制，鼓励公立医院临床和乡镇卫生院本部人员下沉服务站，并给予适度奖励。其中，下沉的乡镇卫生院本部人员在享受财政基本保障的基础上，给予 2 000 元 / 月的补助，下沉的公立医院临床人员每年享受财政 4 万元的基本保障。对在村级社区卫生服务站表现优秀的事业编制社区医生每五年给予一次双向选择机会，可择优上调岗位至乡镇卫生院业务科室。

（二）聚焦服务转型，做实“赋能增效”文章

一是按需设岗，优存量。将基层卫生服务职能从公立医院中剥离，核定基层编制 306 个，主要用于乡镇卫生院和服务站。出台《南浔区中心社区卫生服务站试点实施方案（试行）》（浔卫健〔2020〕20 号）和《南浔区社区卫生服务站分类建设标准（2020 版）》（浔卫健〔2020〕21 号），统筹推进社区卫生服务站新、改、扩、迁建工程，按 A、B、C 类核定医护力量配备，其中 A 类站不少于 5 人，B 类站不少于 3 人，C 类站不少于 2 人（医生、护士至少各 1 人）。通过撤并、迁建服务站的方式，合理调配医务人员力量，确保社区医务人员人尽其才、才尽其用。截至 2020 年底，全区已建成 A 类站 8 家，可提供血液检测、心电图检查等服务。**二是信息补位，控增量。**发挥信息技术补位作用，依托区域全民健康信息平台，推动智慧健康服务向村级社区延伸。2013 年，南浔区已实现所有服务站区域 HIS、电子健康档案系统互联互通、市域内就诊信息数据共享，兼具传染病、慢性病网络直报以及预约挂号、转诊等功能。2020 年，全区 50% 以上的居民健康档案向公众开放，所有社区医生均可通过门诊

医生工作站或手机端为辖区居民提供诊疗、档案、健康管理、家庭医生签约等服务，大幅提升医务人员工作效率。**三是组团服务，保质量。**依据《慢性病社区智慧健康管理规范》(市级地标 DB3305/T 167.1—2020)，组建慢性病健康管理服务团队 25 支，配备医务人员 147 名，确保每支团队配备全科医师、公卫医师、健康管理师、专科医师、护师各 1 名以上。免费赠送 3 500 名“两慢病”患者智能监测设备，实时采集“两慢病”人员波动指标、异常数据进行研判分析。结合“两慢病”患者病情发生发展，慢性病健康管理服务团队精准为“两慢病”患者提供健康干预、双向转诊、专科诊疗等医防融合服务，构建社区智慧健康管理闭环。

(三) 聚焦保障强化，做优“潜能激活”文章

一是建立待遇保障机制。完善财政投入保障机制，每年投入经费 4 000 余万元，设立家庭医生签约服务奖励、医疗服务奖励和人员经费，其中编内人员经费 8.4 万 / 人 / 年、编外人员经费 4 万 / 人 / 年，并动态上调。同时，按照“政府主导、合同管理、单项量化、考核兑现”的原则，全区推广基层卫生服务购买制，以 10.1 元为一个当量，对基本公共卫生和部分基本医疗服务项目进行分值兑换。以 2019 年服务站人均奖励为例，当量服务奖励为 3.89 万，家庭医生签约奖励 2.15 万、医疗服务奖励 0.8 万，人均绩效奖励经费高达 6.84 万 / 年。**二是完善在职提升机制。**与杭州师范大学建立合作关系，制定在岗医护人员健康管理联合培养计划，用 3 年时间培养健康管理师 150 名，确保每家服务站至少配备 1 名健康管理师。对在职社区医务人员表现优异的，安排上挂医共体总院或其他公立医院临床实训作为激励，并参与市区“双百”结对提升工程(即 100 名上级医院医生结对 100 名社区医生)，确保基层卫生服务水平稳步提升。**三是健全绩效评价机制。**自 2019 年起，全区基层医疗卫生机构全面实行财政补偿机制改革，村级卫生服务站工作人员绩效奖励与日常工作质量、工作当量、工作岗位紧密挂钩。乡镇卫生院每季度对村级社区卫生服务站日常管理、家庭医生签约、财政补偿当量开展综合性绩效评价并按照相应工作当量和岗位系数预拨奖励，并留存 5% 奖励用于年终一次性结算。年终，乡镇卫生院根据每家社区卫生服务站的季度评价成绩和

年度评级成绩实行加权平均结算，体现“多劳多得，优绩优酬”的绩效评价效果。

二、工作成效

多年来，南浔区在基层卫生服务体系建设中投入了大量的人力、物力、财力，尤其是新冠肺炎疫情以来，党委政府对基层卫生服务体系进行了整体谋划和通盘布局，在硬件方面投入大量的资金，用于新建乡镇卫生院、公共卫生大楼和社区卫生服务站，添置医疗设施设备；在软件方面推动智慧健康服务向村（社区）延伸，建立了线上线下诊疗服务，并探索地校合作模式，批量定向培养基层实用型医疗卫生人才。

（一）人员新老交替有序过渡

通过10多年的培养和招聘，全区145家村级社区卫生服务站已拥有执业（助理）医师83人，护师（士）95人，其中中级以上职称17名。全区所有的村级服务站均已拥有1名以上35周岁以下年轻的社区医生，40%以上的村级社区卫生服务站乡村医生已全部退出，工作质量和群众满意度均位列全市前列，新老交替整体平稳顺畅。

（二）基层卫生工作名列前茅

村级社区卫生服务站的基本医疗和公共卫生服务质量逐年提高。2020年南浔区更是探索中心服务站建设，增加检验、检查、急诊等各项功能，较好地满足了居民的健康需求，提升了全区基层首诊率和县域就诊率。截至2020年，南浔区在江苏省基本公共卫生服务项目绩效评价中，分别获得1次全省第一、1次全省第四的好成绩，2016年以来全区基层就诊率呈逐年递增趋势。

（三）居民满意度逐年递增

自南浔区推进基层服务能力提升行动以来，社区居民的健康意识得到进一步加强,健康知识的知晓率得到进一步提高,2020 年居民的健康知晓率达到 84.55%,居民满意度达到 98.3%,较上年度分别提升 7.75 个和 2.71 个百分点。

加强村医队伍建设
筑牢三级医疗网底

安徽省滁州市天长市

近年来，安徽省天长市按照“保基本、强基层、建机制”的要求，紧紧围绕乡村医生选拔、培养、管理和保障等重点环节，不断创新方式方法，积极探索乡村医生队伍建设的长效机制，筑牢人民群众健康“第一道防线”。

一、主要做法

（一）扩大选拔渠道，补充村医队伍

天长市综合多种举措，扩大选拔渠道，增加乡村医生人才队伍。**一是“有资质”优先。**根据《安徽省村卫生室管理实施办法（试行）》（皖卫基层〔2016〕2号）等文件精神，要求补充进入村卫生室人员必须取得乡村医生、执业（助理）医师或中医药一技之长等资质。**二是“有学历”准入。**从2017起，对急需补充乡村医生的村卫生室，降低准入门槛，取得国家承认的医学中专及以上学历的人员，经申请批准后可暂时进入村卫生室工作，但仅可从事公共卫生服务，不得开展医疗服务，且在三年内考取执业（助理）医师资格方可继续留任。**三是“有条件”返聘。**对人员紧缺，但又招募不到合适人选的村卫生室，经当地卫生院同意和卫生健康委批准，在市卫生健康委进行备案后，允许其返聘已到

龄退出的老村医，返聘人员享受在岗人员同等待遇。**四是“有订单”培养。**制定了《天长市乡村医生订单定向委托培养实施方案》，依托高校定向培养乡村医生，2020 年全市共有 7 名高中毕业生签订协议参加该培训计划。

（二）创新培养方式，提升村医队伍

一是培训提能。落实国家基层卫生人才能力提升培训项目，近两年从村卫生室选出 66 名村医，派送到天长市国家级社区卫生培训基地——城南社区卫生服务中心进行理论知识和技能实践培训。**二是帮带提效。**依托县域医共体，县级牵头医院、镇医院、村卫生室结成“1+1+1”师徒关系 396 组。由医共体牵头医院负责开展专业医学知识培训，重点培训基层农村常见病和多发病的诊治，提高乡村医生业务知识水平，确保每位乡村医生每两年可至少获得一次培训的机会。**三是信息化提速。**进行信息化运用培训，组织开展 HIS 系统、“两卡制”移动终端、智医助理、健康一体机等各项信息运用技术培训，培训对象覆盖全体乡村医生，提升了基层医疗卫生机构信息化应用水平。

（三）强化监管力度，规范村医队伍

一是加强卫生行政管理。天长市严格按照《医疗机构管理条例》和《医疗机构校验管理办法》，全面加强村卫生室注册校验工作，建立健全村卫生室医疗服务相关规章制度和业务流程。**二是加强医共体内部管理。**优化村卫生室一体化管理模式，赋予牵头医院对县域医共体内基层医疗卫生机构经营权、管理权与分配权，实现全面统一管理。将卫生健康委对基层医疗卫生机构绩效考核权下放，由牵头医院制定考核方案，统一开展考核。两家牵头医院为每名镇村医生设定 5 000 元绩效奖，根据年终考核结果按比例发放，最多可达到 5 000 元，最少的仅有 1 000 元，促进基层形成比学赶超的良好氛围。**三是规范乡村医生诊疗服务行为。**通过医共体内部帮扶指导、市卫生健康委开展季度公共卫生督导等方式，督促乡村医生规范门诊日志、处方、传染病登记等医疗文书书写，执行基本药物制度、合理用药等基本医疗行为，规范开展健康教育、传染病防治等基本公共卫生服务。

（四）完善保障机制，稳定村医队伍

一是全面落实多渠道补偿政策。将国家基本公共卫生服务总经费的48%用于村医发放，按照每千服务人口5 000元标准，对执行国家基本药物制度的卫生室进行补助。市财政按照每千服务人口4 000元的标准，对乡村医生开展家庭医生签约服务工作进行补助。按照6元/次的标准落实一般诊疗费政策，按照10元/包的标准由医保基金对有偿签约服务包进行补助。此外，天长市将家庭医生签约服务有偿服务包扣除物化成本后的收入，用于签约乡村医生的劳务补偿，2019年有偿服务包签约86 702个，共收费452.6万元，其中用于乡村医生劳务补偿250余万元。**二是完善乡村医生退养机制。**市政府出台了乡村医生基本养老保险实施办法，一体化管理的村卫生室乡村医生参加基本养老保险，养老保险缴费中的20%由市财政负担，2019年为在岗乡村医生购买基本养老保险投入340万元。落实到龄退出村医补助，全市542名到龄退出乡村医生领取该项补助。**三是完善村级医疗责任保险和意外伤害保险。**从2013年开始，天长市所有村卫生室购买了医疗责任保险，市财政对每个村卫生室补助医疗执业风险金1 000元，每位乡村医生责任赔偿限额20万元；2021年计划由市卫生健康委出资4.9万元，为全市在岗乡村医生购买家庭意外伤害保险。**四是改善乡村医生工作环境。**制定《天长市加强基层医疗机构基础设施建设三年行动方案（2018—2020）》，分三年将全市老旧失修村卫生室全部改造为标准化村卫生室。2018年完成新建15个、改扩建17个；2019年完成新建7个、改扩建25个；2020年计划新建9个、改扩建28个村卫生室，其中21家卫生室已通过验收。市财政三年累计投入约2 160万元，乡镇政府配套投入村卫生室基础设施建设和购置办公用品1 900余万元。

二、工作成效

天长市加强村卫生室基础设施建设，改善村医工作环境，增加村医相关专项补助，灵活执行村医管理政策，各镇街卫生健康办共同参与，加强属地管理，切实解决人员短缺问题，稳定了乡村医生队伍，保障了农村居民的卫生健康服

务需求。

（一）乡村医生队伍向职业化转变

近四年来，全市村卫生室补充人员 47 人，乡村医生队伍人员总数保持基本稳定。截至 2020 年年底，全市 470 名在岗乡村医生中，大专及以上学历 39 人，占 8.3%；具有乡村医生资质的 254 人，占比 54.04%，具有执业（助理）医师资格人员 216 人，占比 45.96%。

（二）百姓得实惠，乡村医生受鼓舞

2019 年，全市村卫生室诊疗 42.08 万人次，家庭医生签约总人数达到 26.77 万人，总签约率 43.21%；重点人群签约 15.78 万人，签约率 94.74%；有偿签约人数 8.55 万人，有偿签约率 13.80%。为全市 8.55 万名高血压和糖尿病患者提供“两卡制”随访工作，其中高血压随访 27.94 万次，糖尿病随访 6.6 万次。乡村医生平均收入由医改前的 2 万元提升至 5 万 ~6 万元。

加强乡村医生队伍建设 筑牢基层医疗卫生网底

安徽省安庆市

为切实解决“基本医疗有保障”突出问题，加强乡村医生队伍建设，近年来，安徽省安庆市主动作为、先行先试，通过一系列“组合拳”，健全乡村医生接续培养机制，取得了初步成效。

一、建立“县招、乡聘、村用”机制，盘活存量

安庆市印发《关于开展基层医疗卫生机构专业技术人才“县管乡用”和“乡聘村用”工作的通知》，依托紧密型县域医疗卫生共同体，进一步完善县级公立医院编制周转池和乡镇卫生院编制统筹使用制度，对全市县乡编制统筹使用，推动医疗力量向村级延伸。**一是灵活设置招聘条件和简化招聘程序，确保“招得到”**。基层岗位招聘仅设置专业、学历、年龄等方面的基本条件；招聘专业技术人员在年龄上适当放宽；对急需紧缺人才和高层次人才可简化程序，采取校园招聘或直接考察方式招聘；艰苦边远乡镇卫生院可以拿出不超过本县乡镇卫生院招聘计划的30%，面向本县、本市户籍人员招聘。**二是建立健全激励保障机制，确保“留得住”**。对县乡人才实行双向交流和乡村人才一体化管理，基层岗位新招聘人员在乡镇卫生院和村卫生室工作期间，享受所在乡镇卫生院岗位相关政策待遇；对在乡镇卫生院和村卫生室在岗服务满5年且考

核合格的基层医疗岗位人员，择优调回县级医院和乡镇卫生院工作，落实县级医院编制、岗位及相关政策待遇；留在乡镇卫生院或村卫生室工作的，继续享受所在乡镇卫生院岗位编制人员相关政策待遇。**三是规范人员管理，确保“用得好”**。县级医院委托乡镇卫生院负责基层岗位新招聘人员执业、培训、进修、职称评聘、绩效考核、奖励惩戒等日常管理，县级医院监督指导，县卫生健康委对人员管理、流动、考核、奖惩实行全程监管。2020 年计划“县管乡用”招聘 218 人，“乡聘村用”招聘 52 人，分别到位 204 人、49 人，推动乡镇卫生院医务人员下沉到村卫生室开展诊疗服务。

二、订单培养定向公费医学生，做大总量

市政府出台《安庆市公费定向培养三年制专科医学生充实乡村医生工作队伍实施方案》，拓宽乡村医生补充渠道。**一是明确“为什么定向培养”**。确定安庆医药高等专科学校为乡村医生委托培养学校，用三年时间采取“减免费用、订单培养、定向就业”方式，在全市范围内定向招收培养 300 名（每年 100 名）三年制临床医学专业全日制专科医学生，进一步加强全市乡村医生后备力量培养，全面提升乡村医生队伍素质和村级医疗卫生服务能力。**二是明确“怎么定向培养”**。公费定向培养专科医学生采取全日制脱产学习形式，学制 3 年，纳入院校统一管理，参照全科医生教育计划单独编班教学，以参加国家（乡村）执业助理医师考试为培养目标。学生完成学业并取得毕业证书后，由各县(市、区）采取“县招、乡管、村用”方式，统一分配安置到村卫生室工作，在取得相关执业资格后，从事有关医疗服务。**三是明确“定向培养奖惩措施”**。完成就业的公费定向培养专科医学生享受乡村医生所有待遇。服务期内，由各县（市、区）组织进行考核，允许在本县（市、区）范围内流动。6 年服务期满后，取得相应执业资质的人员可参加县域医共体牵头医院和乡镇卫生院专业技术岗位定向选聘，畅通上升通道。对于未能在乡村医生岗位工作达到规定年限的，在省医疗服务综合监管平台中记入医务人员不良执业行为记分。因个人原因不能正常毕业或违约的，全额退还已享受的相关费用、支付 50% 的违约金并承担其他违约责任。2020 年，公开招考录取 59 人，有力推动了人才队伍由“输血”

向“输血＋造血”的重要转变。

三、“传帮带”多措并举，提升质量

一是依托项目抓培训。坚持开展县乡村卫生人才能力提升项目，依托安庆市三甲医院和各县指定县级医院，采取线上学习和临床实践相结合的方式，分批对县乡村卫生医技人员进行专业培训，每年约有800人参训，着力提高基层医疗卫生工作者专业技术水平和整体素质。**二是以师带徒抓培养。**充分发挥安徽省健康脱贫“百医驻村”医生传帮带作用，每个“百医驻村”派驻卫生室安排2名乡村医生跟班学习，每月邀请“百医驻村”医生到乡镇卫生院对乡村医生开展集中业务培训，确保驻村医生到期返回前，能留下一支带不走、业务素质较高、适应农村基层需要的乡村医生队伍。**三是立足日常抓提升。**建立“1+1+1”医疗服务团队，县级医生对乡村医生实行一对一带教指导，提升乡村医生服务能力。每年安排乡村医生到县域医共体牵头医院集中培训2次。乡镇卫生院每2个月召开1次例会，组织乡村医生集中业务培训。以县级医院和县卫生健康教育中心为培训教学基地，开展乡村医生在岗培训学习，将学习情况纳入乡村医生两年一次的考核。

标准化建设 职业化提升
“三大工程”筑牢基层卫生健康网底

山东省青岛市西海岸新区

近年来，青岛市西海岸新区实施基层卫生健康三大“稳网底”工程，制定村卫生室改扩建和设备投入三年提升计划，落实定向招聘、养老保险制度，实施乡村医生职业化，让全区31万农村百姓切实享有普惠公平的卫生健康服务。

一、实施村卫生室建设提升工程，增强基层医疗保障能力

西海岸新区制定《关于印发青岛西海岸新区基层医疗卫生服务提升计划(2019—2021年)》(青西新管发〔2018〕63号)，结合区人大议案办理出台《关于提升新区城乡医疗和基本公共卫生服务能力提升水平的议案办理方案》(青西新管发〔2019〕37号)，建立财政补助机制，全力提升村卫生室硬件设施水平。

(一) 房屋设备双线提升

按照“统一规划、统一标准、统一建设、统一交付”的思路，2019年启动村卫生室建设提升计划，三年对全区675个村卫生室进行全覆盖提升。各镇街结合新型农村社区建设和农村公共服务平台建设，对村卫生室房屋进行改造

装修；区财政按照中心村卫生室10万元、一般村卫生室3.2万元投入医疗设备；区卫生健康局将村卫生室纳入区域一体医疗卫生信息化系统。目前已完成改造479个村卫生室，其中21个纳入省级示范标准村卫生室，占青岛市的38.2%。

（二）财政兜底补助保障

对全区纳入一体化管理并依法执业的村卫生室，由区财政按照中心村卫生室每年2万元、一般村卫生室每年1万元的标准给予必要耗材使用、医疗设施维护等基本运转补助；按照平均每个村卫生室每年1.8万元的标准，给予实施基本药物制度补助。同时，根据常住人口数，将基本公共卫生服务项目不低于40%的任务交由村卫生室承担，并按照不低于其服务人口筹资总额40%的标准且不低于人均27元拨付相应的补助经费，保障每个村卫生室每年基本收入不低于9万元。

（三）一体化紧密业务管理

全区675个村卫生室均为乡镇卫生院、社区卫生服务中心或村集体创办，法定代表人由创办单位法人兼任。基本医疗服务、国家基本公共卫生服务项目、家庭医生签约服务、基本药物制度等全部实行一体化管理，由乡镇卫生院、社区卫生服务中心落实绩效奖惩。

二、开展乡村医生职业化建设，提升基层医疗服务能力

西海岸新区印发《关于进一步加强乡村医生和基层医疗卫生机构医生队伍建设的实施意见》，招录优秀应届大中专毕业生入职乡村医生队伍，同步提升工作待遇水平，全面激发队伍活力。

（一）定向招聘充实乡村医生队伍

制定《青岛西海岸新区“定向招聘、定向培养”乡村医生实施方案》，除定

向培养外，定向招聘具有临床类别、中医类别执业（助理）医师和全日制医学类专科及以上临床医学、中医学、中西医结合学专业应届毕业生。全日制医学类专科及以上应届毕业生直接办理乡村医生执业证书，并承诺三年内通过执业（助理）医师资格考试。定向招聘人员与乡镇卫生院、社区卫生服务中心签订劳动合同，区财政给予基本工资、养老保险补助，并按照本科学历 62 000 元、专科学历 37 200 元给予学杂费补助。定向招聘乡村医生（从见习期开始）每月实际工资收入不低于 3 500 元，奖励性绩效按照本单位考核办法执行。2019 年来定向招聘乡村医生已到岗 98 名，有效解决了乡村医生紧缺、老龄化严重的问题，为乡村医生职业化发展确定了方向。

（二）全面提升现有乡村医生待遇

将乡村医生执业村卫生室的基本公共卫生服务补助、一般诊疗费、基本药物补助、家庭医生签约服务费等全部整合为乡村医生补偿政策。对没有与乡镇卫生院、社区卫生服务中心签订劳动合同，并依法在村卫生室执业的在岗乡村医生，区财政按照每人每年 1 000 元的标准给予医疗责任保险补助，按照每人每年 2 300 元的标准给予养老保险补助，资助其自主缴费参加城乡居民基本养老保险。2020 年底，全区在岗乡村医生年平均收入达到 6.8 万元，工作积极性大大提高。同时，西海岸新区制定《关于解决老年乡村医生生活补助问题的实施意见》，对符合补助条件的老年乡村医生，按照工作年限每满 1 年每月 20 元的标准发放生活补助，每年安排财政补助资金 1 900 万元。

（三）积极提升乡村医生队伍业务水平

西海岸新区将乡村医生业务能力提升纳入基层医疗卫生服务提升三年计划，由区财政每年出资 200 万元建立对乡村医生培训工作机制，新进乡村医生 5 年内完成常见病、慢性病、流行病等防治技术、全科实践技能培训和中医药适宜技术培训。现有乡村医生每年培训不少于 2 次，累计不少于 2 周，每年不低于 560 名。截至 2020 年底，全区有 354 名乡村医生取得执业（助理）医师资格，占总人数的 41%。

三、推动乡村医生参与健康管理，夯实基层防病网络体系

在落实乡村医生常态化开展基本公共卫生服务、家庭医生签约服务的基础上，结合健康新区推进计划，赋予乡村医生健康管理职责，进一步提升群众防病意识和防病能力。

（一）基本公共卫生服务得到有效落实

乡村医生参与开展了辖区94.27万常住人口的基本公共卫生服务项目，为其中81.77万人建立健康档案，并承担了慢性病管理（高血压、糖尿病），肺结核患者、重症精神病患者、贫困人口、老年人查体等40%以上的工作量。全区基本公共卫生服务项目连续两年绩效考核位列全市第一，服务能力逐步提高，居民健康素养水平逐年上升，2019年达到22.7%，居民满意度达97%以上，真正承担起基层居民健康“守门人”的职责。

（二）家庭医生签约服务得到细化实化

在全区组建300支家庭医生“3+X”服务团队，全部配备与家庭医生系统互联互通的移动智能出诊服务箱，883名乡村医生按服务片区加入家庭医生团队，配合全科医生开展相关工作，如慢性病患者长处方免费服药，康复期、老年病、晚期肿瘤患者康复护理服务，贫困人口的健康管理和随访服务等。全区高血压规范化管理率达到48%，糖尿病规范化管理率达到51%，老年人健康管理率达到85%。

（三）健康管理服务模式得到创新

以家庭医生团队划片区、以乡村医生所在社区做单元，实施网格化健康管理。乡村医生是慢性病精准管理联络员、急救“第一响应人”、公共卫生信息员、卫生监督协管员。面对突如其来的新冠肺炎疫情，675个村卫生室883名乡村医生全面激活疫情防控工作，按照“网格化”的方法登记并健康筛查外地返回

人员、医学观察密切接触者、检测监测高速口人员，配合流调、消毒疫点、推送健康教育信息等，从战疫情、冲一线到常态化防控，乡村医生建立起了牢固的基层防控前沿和哨点。

加强村级卫生人才队伍建设
筑牢村级卫生服务网底

四川省泸州市

四川省泸州市高度重视乡村医生队伍建设工作，近年来，探索建立乡村医生“乡聘村用”管理机制，不断加大村级卫生投入保障、落实乡村医生养老保障，通过多种形式培养培训乡村医生，切实提升村级卫生与健康服务水平，筑牢村级卫生服务网底。

一、加强村级卫生人才配备

一是探索建立乡村医生“乡聘村用”管理机制，由乡镇卫生院招聘符合条件的乡村医生派驻到村卫生室工作。全市“乡聘村用”乡村医生 2 485 人，实行乡村一体化管理。**二是**设置村级预防保健专员 1 655 人，遴选户籍在本村并在本村常住，有一定文化基础，热心公益事业的青年，培训为全民预防保健专员。目前，全市每个行政村均有 1 名以上预防保健专员，打造了一支“实用、管用、不走”的农村预防保健工作队伍。

二、提升村级卫生人员素质

2017—2019 年，泸州市实施了基层卫生人员“千人培训计划”，依托市内高校和医院，采取“理论 + 实习”的方式，培训乡村医生、预防保健专员 1 500 人，乡村医生培训 3 个月、村预防保健专员培训 2 个月。扎实实施乡村医生培训项目，通过集中培训、网络线上学习、远程视频培训、培训基地学习实践等方式开展业务知识培训。各区县通过乡村医生例会等“以会代训”的方式开展全员培训，提高农村多发病、常见病诊治，重点提高高血压、糖尿病、中医诊疗实操技能，切实提升村级卫生与健康服务水平。

三、加大村级卫生投入保障

一是对村卫生室实施基本药物制度，按照村卫生室数、服务人口、基本药物采购数量等因素实施补偿，每个村卫生室平均补助 8 800 元；**二是**对乡村医生承担的基本公共卫生服务项目根据考核情况以购买服务的形式进行补助，每个乡村医生平均 19 500 元；**三是**由乡镇卫生院对参与到全民预防保健工作中的乡村医生给予劳务补助；**四是**市级对新建的列入重点项目的每个中心村卫生室补助 10 万元（贫困县 15 万元），县级配套 20 万 ~30 万元，村卫生室的产权属于村集体或乡镇卫生院。截至 2020 年底，已完成 304 个中心村卫生室建设，建筑面积不低于 150 平方米，其服务能力和水平达到无床型乡镇卫生院标准，极大改善了村级医疗条件。

四、落实乡村医生养老保障

一是参照企业职工对劳动年龄内的在职乡村医生购买养老保险进行补助。注册在岗且承担基本公共卫生服务工作的符合社保规定的乡村医生自愿参加企业职工基本养老保险，区县政府按个体参保人员最低档缴费额的 60% 进行补助，全市共有 2 825 名乡村医生享受到该项政策。**二是**落实超龄乡村医生养老补助。2014 年 1 月 1 日起，按乡村医生 60 周岁前从事乡村医生的工作年限长短，为年满 60 周岁且未领取退休人员基本养老金（退休费）的乡村医生，参照村干部定期离任补助标准发放定期生活困难补助，所需资金列入财政预算。

五、激励医学专业毕业生服务基层

泸州市认真贯彻落实国家、四川省相关政策精神，迅速启动医学专业高校毕业生免试申请乡村医生执业注册工作。各区县根据本地行政区划改革后的村卫生室设置布局、乡村医生队伍现状等因素，确定28个“乡聘村用”乡村医生岗位需求，采取公开考核招聘方式，由乡镇卫生院与医学专业毕业生签订劳动合同，派驻医学专业毕业生到村卫生室工作，保障新就业医学专业毕业生待遇。

截至2020年11月，全市共有乡村医生5 168人，其中执业（助理）医师979人，占18.9%；大专以上学历620人（较2015年增加339人），占12.0%；参加城镇职工养老保险2 825人（比2015年增加2 400人），占54.7%；已有8名医学专业高校毕业生免试注册乡村医生。每个行政村均有一所以上合格的村卫生室，每个村卫生室均有1名合格的乡村医生，基本保证了农村居民在家门口享受到高质量的村级卫生服务。

合理配置　拓展机制
全面推进乡村医生队伍健康稳定发展

新疆维吾尔自治区阿克苏地区拜城县

近年来，新疆维吾尔自治区阿克苏地区拜城县按照“保基本、强基层、建机制”的总体要求，在疫情防控新形势、新问题下，紧紧围绕乡村医生选拔、培养、管理和保障“四个环节”，强力推动乡村医生队伍建设的发展，乡村医疗卫生服务条件明显改善，整体工作呈现出基础持续巩固、制度不断完善、群众得到实惠的良好发展态势。

一、狠抓标准化建设，推进乡村卫生服务一体化管理

（一）领导高度重视，标准化村卫生室建设全覆盖

根据自治区卫生健康委、财政厅《关于助力脱贫攻坚加强乡村医生队伍建设的通知》要求，拜城县从设施建设、设备配备、制度建设、机制改革、村医培养、能力建设、政策待遇等方面入手，不断加强内涵建设，定期召开会议，做到及时解决存在问题，切实增强村级卫生服务能力。近年来，拜城县通过政府项目支持，累计投资 2 700 余万元，对乡镇卫生院、行政村村卫生室实行标准化建设，做到 100% 全覆盖，彻底消除“空白村”。

（二）聚焦村医力量，基层活力进一步增强

2018年起，对年龄偏大、学历偏低、连续两年考核不合格的乡村医生进行摸底排查，对不符合条件的逐一清退，并按要求配备196名合格乡村医生，彻底消除了乡村两级医疗机构人员“空白点”，切实保障村卫生室都有1名合格医生。采取柔性引导和推动优质医疗资源和患者向基层“双下沉”的模式，盘活用好医疗卫生机构现有编制，2020年10名乡村医生考录转入事业编制，稳定基层力量。

（三）加大资金投入，软硬件设施设备配备到位

一是强化硬件设备配置。按照“诊断室、治疗室、药房三室分开，面积均达到60平方米以上，配备基本医疗服务的基本设施和设备”要求，配备办公用品、中医诊疗设备、医用设备等；安装村卫生室信息管理系统等，改善了村卫生室办公条件、诊疗条件和服务环境。**二是加强信息化智慧医疗建设。**投入1 300万元积极打造区域智慧医疗服务平台，通过全科诊断系统、人脸识别系统，实时对基层落实家庭医生签约、慢性病及孕产妇随访管理、临床辅助诊断等工作进行线上线下监管、指导。全科诊疗机器人在各村卫生室部署全面完成，通过建立疾病、症状、检查、药物的联系，构建全科医生知识体系，大幅提高了基层卫生人员尤其是乡村医生诊断的准确性。

二、狠抓教育培训，提升基层业务能力水平

（一）发挥资源优势，开展“一上多下”培训

充分发挥医共体总院医疗资源和技术团队优势，投入资金100余万元引进第三方培训考试系统，针对医疗、护理、院感、公共卫生、乡村医生培训内容等制定统一计划，通过现场培训、骨干帮带、远程会诊系统等方式，对216名乡村医生开展“一上多下”形式的培训。**一是视频+考核线上培训。**选派优秀人员录制疾病诊疗技术操作和理论指导视频42个，涉及5大类、63种疾病，总

时长 1 680 分钟，每周下发至各乡镇卫生院，统一进行学习考核。**二是实操＋演练线下培训。**组建县级医疗卫生专家师资队伍，下沉到基层，对基本医疗技能、基础抢救等开展实操培训，累计培训医务人员 500 余人次。

（二）以点带面，开展中医适宜技术、临床技能培训

以赛里木镇喀拉墩布拉克村、大桥乡央都马村两个优质村卫生室为示范点，以管理、技术、设备、培训等为主要支持手段，以现场推进会为契机，大力开展中医适宜技术以及非药物疗法的技术指导和培训，辐射周边村卫生室，进一步提高村卫生室医疗水平和群众满意度。

（三）结成对子，“传帮带”现场培训

制定《拜城县乡村医生培养分片包干工作方案》，县级医院医师与分院医师、乡村医生结成“1+1+1”对子，组建“1+1+1”的家庭医生签约团队 158 个，帮带乡镇卫生院医护人员 395 人、乡村医生 216 人。对辖区内的慢性病患者、心脑血管疾病患者、妇幼保健对象开展签约服务，共同开展入户访视、健康教育等针对性服务，通过合理用药和健康指导，切实提升乡村两级医务人员业务水平。

三、狠抓奖惩机制，确保乡村医生队伍稳定

（一）强化保障措施，巩固稳定乡村医生队伍

2020 年 5 月起，拜城县累计投入 123 万余元为符合条件的 196 名乡村医生全部缴纳“五险”，调动基层医务人员工作积极性。2020 年，10 名乡村医生考录转入事业编制，工资福利待遇、职称晋升与乡镇卫生院在编人员等同。坚持政府主导，分类管理、分级考核，充分发挥政府与基层医疗卫生机构的两个积极性和双重考核作用，实行统一规范化管理考核模式，制定《拜城县乡村医生绩效考核方案》，对考勤、工作成果等按月考核，做到绩效考核与个人收入挂钩。

（二）突出分级就诊，服务能力明显提升

以“基层首诊、双向转诊、急慢分治”为原则，坚持政策引导，逐步规范常见病、多发病患者首先到村卫生室就诊。2018 年，村卫生室就诊量达到 26.79 万人次，2019 年，村卫生室就诊 27.78 万人次，与上年相比增长 4.1%，初步形成综合、连续、协同的基本医疗服务格局。

第四部分

深化乡村一体化管理改革

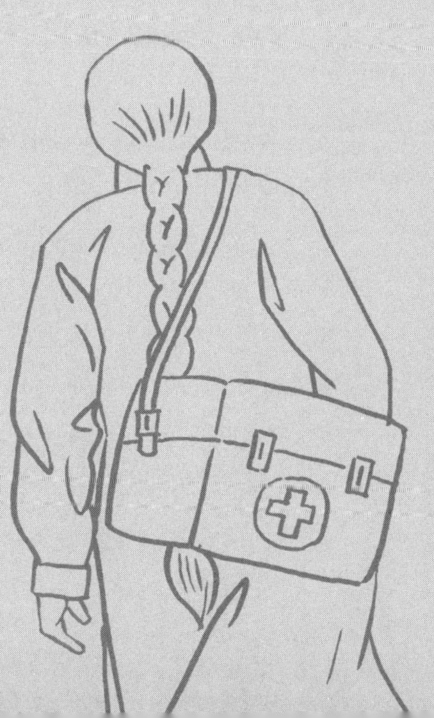

加强乡村医生队伍建设
夯实分级诊疗基础

黑龙江省齐齐哈尔市讷河市

近年来，黑龙江省讷河市推出农村基层医疗卫生服务“七统一”管理和组织政策、基础设施建设、一体化管理、权益保障和能力提升“五大支撑”工作举措，强化布局，持续加大投资力度，巩固基础设施建设工作；抓乡村医生队伍建设，合理配置资源；健全各项机制，保障乡村医生权益最大化，调动乡村医生积极性，为农村居民提供优质的医疗服务。

一、加强组织领导和政策保障

先后印发《关于印发讷河市卫生局推进乡村卫生服务管理一体化实施方案的通知》（讷卫发〔2011〕62号）、《关于下发讷河市村卫生所管理办法的通知》（讷卫发〔2013〕56号）、《讷河市乡村医生队伍建设实施方案的通知》（讷政办发〔2016〕107号）、《关于印发讷河市行政村卫生所绩效考核方案的通知》（讷卫计发〔2017〕49号）、《关于印发讷河市2017年村卫生所实施基药制度考核方案（试行）的通知》（讷卫计发〔2017〕56号）、《讷河市人民政府办公室关于印发讷河市乡村医生离岗退养生活补助实施方案的通知》（讷政办规〔2019〕4号）等文件。同时，协调医保局为村卫生室开通新农合端口，实施门诊统筹，落实医保报销政策；协调电信等有关单位为村卫生室安装宽带，并优惠宽带收费价格。

二、完善村卫生室基础设施建设

全市现有171个行政村，设置村卫生室172家，全部由村委会提供或出资租赁房屋，实现村集体办村卫生室，乡村医生集中办公、集中管理，保障群众基本医疗需求。**一是完成贫困村卫生室的标准化建设。**2016年由国家投资30万元，新建了3个村卫生室，在2个乡镇新建村委会时，一并解决了2个村卫生室房屋。2017年，本级财政共计投入177.2万元，维修和新建了12个标准化村卫生室，除了贫困村之外，又有10家村级集体投入资金80万元，新建了10个标准化村卫生室。在此基础上，进一步完善村卫生室的软件建设，按每千常住人口标准配备了1名乡村医生和常用诊疗设备。**二是配齐配全基本药物，为村民提供价廉、便捷、高效的基本医疗服务。**村卫生室平均配备常用基本药物80种以上，最多达到170种，基本满足了群众的医疗用药需求。**三是加大了对村卫生室的建设与管理力度。**积极与乡镇政府、村委会协调改善村卫生室房屋条件，对达不到标准的房屋采取调整房屋、维修改造、新建等措施，完善村卫生室标准化建设。

三、推进乡村一体化管理

2011年以来，讷河市村级医疗机构逐步实现了“设置、行政、人员、业务、财务、药械和绩效考核”统一的乡村管理模式。**一是严格人员准入与执业，在村卫生室执业人员需具有乡村医生以上资质。**所有乡村医生由所属乡镇卫生院统筹安排，在村卫生室实行8小时上班值班工作制度。村卫生室全部配备考勤机，监督村卫生室人员上岗情况。**二是按照“村财乡理村用”的原则，规范财务管理，乡村两级卫生机构分别建账，做到收费有票据、收支有账目。**乡镇卫生院为村卫生室统一建立收支账目，实行一所一账，日清月结，定期与乡镇卫生院核对，统一核算。**三是全面实施基本药物制度。**2014年1月起，村卫生室全部配备和使用国家基本药物，由乡镇卫生院统一网上采购并对村卫生室药品使用适时管理监督。**四是严格绩效考核。**乡镇卫生院对村卫生室就基本药物配备和采购规定执行情况、基层公共卫生服务项目完成情况、服务人口满意度等主要内容进行绩效考核，每季度一次，考核结果作为补助经费发放和人员聘用的依据。

四、完善乡村医生权益保障

一是核定乡村医生补助，稳定乡村医生队伍。明确公共卫生经费补助、基本药物补助、一般诊疗费及乡村医生基本补助（1 200元）四个补偿渠道，并足额发放到位。截至2020年底，乡村医生年平均补助经费约3万元左右，最高可达6万余元。**二是建立医疗责任保险机制，提高抵御风险能力。**卫生行政部门与人寿保险公司共同研究，为乡村医生参加医疗责任保险，提高村卫生室及乡村医生医疗风险的承受能力。2020年参保乡村医生249人，投保资金达74 700元。**三是稳步推进乡村医生退出工作，建立乡村医生离岗退养补助机制。**2019年末，市政府出台乡村医生退出退养政策，在村卫生室工作且离岗时年满60周岁的乡村医生，每月享受210元退养生活补助；2019年12月31日前在村卫生室工作过且离岗时年龄不满60岁的乡村医生，按工作年限给予一次性退出生活补助。截至2019年末，乡村医生一次性退出321人、退养153人，财政共拨付181.334万元用于乡村医生退出和退养生活补助。

五、促进乡村医生队伍能力提升

一是优化乡村医生队伍，保障乡村医生资源合理配置。2011年，印发《关于下发村卫生所所长竞聘上岗工作实施方案的通知》（讷卫发〔2011〕58号），由各乡镇卫生院组织实施，公开竞选产生各行政村卫生室室长。2013年实施乡村医生竞聘上岗，在卫生健康、人力资源和社会保障、纪检监察等部门的组织下，通过竞聘考试，把医德好、水平高、群众认可的医务人员选聘到村卫生室。**二是强化乡村医生培训和培养，保障医疗诊疗水平持续提升。**一方面，鼓励和支持乡村医生参加乡村全科执业助理医师考试，提高其专业技术服务能力，已经有79名乡村医生考取了全科执业助理证。另一方面，定期举办培训班，对乡村医生基本公共卫生服务知识和基本医疗服务技能进行培训，并委托讷河市人民医院、讷河市中医院代培乡村医生，开展一对一带教，提升乡村医生的服务能力。

镇村一体化管理
稳定乡村医生队伍

江苏省太仓市

江苏省太仓市一直高度重视乡村医生队伍建设工作,2000年以来,先后开展镇村卫生机构一体化管理、落实社会保障、村卫生室建设提档升级工作。自2009年起,太仓市通过提升乡村医生基本报酬、升级执业资格、准入事业编制等措施,进一步稳定和扩充乡村医生队伍,在江苏省农村卫生服务体系建设和改革中走在前列。

一、主要做法

(一)镇村卫生机构一体化管理

太仓市实行镇村卫生机构一体化管理,村卫生室(站)人员、考核、药品、财务等由乡镇卫生院统一管理,人员由乡镇卫生院聘用,接受乡镇卫生院考核,工资由乡镇卫生院发放,药品由乡镇卫生院统一采供,财务由乡镇卫生院统一管理,村卫生室成为乡镇卫生院在村(社区)的派驻机构和服务窗口,村级卫生机构和人员的管理体制全面理顺。

(二) 率先落实社会保障

1999 年起,经原太仓市卫生局、劳动和社会保障局会商报请市政府同意,推进全市乡村医生参加城镇企业职工养老保险。183 名乡村医生按规定参加城镇企业职工养老保险,个别乡村医生参加失地农民养老保险等险种。

(三) 村卫生室全面提档

2003 年太仓市启动实施村卫生室提档工程,升级建设标准化卫生服务站(室),2008 年通过政府实事工程"社区卫生服务机构提档改造工程"全面推进,村卫生室(站)面貌焕然一新。

(四) 提高乡村医生基本报酬

2004 年,市政府下发《关于落实太仓市乡村医生养老保险、医疗保险和工资等待遇问题的通知》(太政办〔2004〕43 号),明确乡村医生的基本报酬、养老保险及参保费用的承担比例。经过多次调整,目前乡村医生的基本报酬按不低于苏州市最低工资标准执行,实行动态调整,资金由乡村医生服务覆盖的村(居)委会共同负担。据统计,乡村医生进编后与基层医疗卫生机构在职医务人员同工同酬,2019 年人均绩效工资总额 99 880 元;未进编在册乡村医生收入与基层医疗卫生机构合同制工作人员相近,2019 年人均绩效工资总额约 5.5 万元。

(五) 升级执业资格

鼓励乡村医生开展继续医学教育,提升专业学历水平。2009 年起,147 名乡村医生参加江苏省乡村医生中专学历补偿教育,12 名乡村医生参加江苏卫生健康职业学院中医中专班继续教育,2012 年毕业后,这批乡村医生陆续通过江苏省乡镇执业(助理)医师和国家执业(助理)医师考试,获得相应执业资格。

(六) 准入事业编制

2013 年,太仓市卫生局、人力资源和社会保障局、编制委员会办公室、财政局四部门启动实施《关于取得执业助理医师及以上资质在岗乡村医生准入事业编制的实施方案》(太卫规〔2013〕1号),对取得乡镇执业医师资格、在村卫生室(站)连续工作满10年且未到法定退休年龄的乡村医生,经村、镇二级考核合格后,由市卫生局审核,统一报市编制委员会办公室、人力资源和社会保障局申请准入。2013—2015年,全市共有127名乡村医生经考核后核准进入事业编制。个人身份、工资福利、社会保障等历史遗留问题得到彻底解决。

(七)充实基层卫生队伍

加大对乡村医生队伍的培训,补充新鲜血液。2009—2012年,市卫生局通过定向委托培养,分四批培养了101名全日制大专和25名本科全科医师,其中59人招录进编,在社区卫生服务站工作。

二、工作成效

(一)乡村医生队伍总体稳定

目前,全市101个社区卫生服务站在岗工作人员269人,其中,执业(助理)医师95人,占在岗工作人员的35.3%;注册乡村医生90人(其中乡镇执业助理医师53人),占在岗工作人员的33.5%;副主任医师1名,主治医师13人。

(二)农村居民健康得到有效保障

2020年1~11月,全市卫生室(站)诊疗人次达到63.4万,占全市基层医疗卫生机构门诊总人次的29.2%,较上年同期增长近3个百分点。全市累计建立居民健康档案63.1万份,建档率达87.5%;建立高血压电子档案90 049份,管理高血压患者75 437人;建立糖尿病患者电子档案25 242份,管理糖尿病患者20 105人;完成96 057名老年人的中医药健康管理服务;完成老年人健康体检及慢性病患者体检144 536人。

政府统筹主导　区域一体管理　不断推进乡村卫生体系和队伍建设

浙江省宁波市鄞州区

浙江省宁波市鄞州区高度重视乡村卫生服务体系和人才队伍建设。自2007年起，鄞州区以政府统筹主导、区域一体管理、健全体系建设、提升服务能力为主线，着重做好“统”“保”“培”“推”四篇文章。目前，全区2家医共体延伸下设一体化管理的社区卫生服务站、村卫生室共194家，农村地区的社区卫生服务站全部达到市级三星级以上服务站标准，规范化村卫生室创建率达100%。

一、推进建立区域一体的乡村卫生服务体系

一是统一政策。区委、区政府出台了多个政策文件，构建区域一体管理的乡村卫生服务体系。通过“新建一批、规范一批、提升一批”，全面完成村级医疗机构规范化改造和体制转换，实现村村设有公益性标准化的村级医疗机构。同时，通过按每家村级医疗机构核定1个编制，并对符合要求的原有社会办村卫生室乡村医生自愿选择进站等举措，加强政府办村级医疗机构医务人员队伍。先后引入150名大学生村医下沉村级医疗机构；建立完善老年乡村医生退出机制，对达到67周岁的乡村医生稳妥劝退、不再返聘，以保证乡村医生队伍的服务水平和工作安全。依托医共体建设，不断充实村级医疗卫生服务队

伍，促使乡村医生队伍结构不断优化、日趋稳定。**二是统一标准。**明确新建村级医疗机构建筑面积原则上不少于200平方米，对其科室设置、申报审批和业务管理也进行了统一规范。累计完成新、改建160家农村（社区）卫生服务站（卫生室）。村级医疗机构服务环境、服务流程、服务内容得到提升、规范与标化，纳入医保定点并实行基本药物制度，药品目录与医共体总院和分院实现全面统一，村级医疗机构占基层医疗卫生机构就诊率逐渐达到30%以上，农村居民基层就诊满意度显著增长，就医体验显著改善。**三是统一管理。**成立由区长任组长，区人民政府办公室、发展改革、人力资源和社会保障、财政、卫生健康等相关部门主要领导为成员的加快农村（社区）卫生事业发展工作领导小组，统筹农村（社区）卫生事业发展；强化镇政府责任，村级医疗卫生机构原则上由镇政府创办，并由区卫生健康局和镇政府共同负责管理。镇卫生院对村级医疗机构实行人、财、物、事等“六统一”管理。推进医共体内部总院、分院和村级医疗机构三级统一管理。

二、保障乡村卫生服务体系建设投入

一是保障建设投入。自2007年开始，连续三年每年安排1 000万元用于补助村级医疗机构标准化建设，验收通过后按每家8万元的标准补助。全区村级医疗机构业务用房面积平均达到240平方米以上，均由镇政府或村委会免费提供使用，新、改建费用全部由镇政府承担。**二是保障人员待遇。**村级医疗机构在编大学生村医享受乡镇卫生院在编人员同等福利待遇，工作满十年且业绩优秀的允许合理流动。进站乡村医生以编外用工性质与乡镇卫生院签订劳动合同，工资报酬根据从医年限、技术水平和工作能力综合评定，奖金根据乡镇卫生院绩效考核结果进行分配。对在劳动年龄段内（男60周岁、女50周岁）的进站乡村医生，按规定缴纳五险。乡村医生年收入5.87万~11.55万元，平均达8.59万元。村级医疗机构编外用工人员按照专业技术分为一、二、三类，其收入分别不低于9万元、8万元和5.3万元。**三是保障运行经费。**村级医疗卫生机构在编医务人员经费由区财政按每人每年17.36万元予以保障；编外人员经费按照区财政2万元/人、各镇政府财政根据财政收入水平按2.5万~

4万元/人予以保障。

三、多措并举、强化管理，稳定乡村卫生人才队伍

一是加强乡村医生培训。严格规范开展乡村医生五年一轮的培训、考核和换证工作，通过医共体模式下的“1+10”模块化培训、全科医师业务培训、医共体专家下沉带教等多种形式，强化专业知识和服务理念培训，开展多种途径的全科医学教育，鼓励有条件的乡村医生接受学历教育，已有36名乡村医生取得执业（助理）医师资格。**二是培养大学生村医。**按照“招进来、培养好、下得去、留得住”的思路开展大学生村医的引进培养工作，积极打造一支“高学历、高素质，愿意扎根农村，志愿成为名医，为农村群众提供全面全程健康服务”的专业大学生村医队伍。**三是培育健康守门人。**大力推进家庭医生签约服务。全区122个村级医疗卫生机构的医务人员全部加入家庭医生团队，制定家庭医生服务包，为辖区居民提供“10+1”类服务内容，真正成为居民健康守门人。截至2020年底，全区签约居民合计49.57万人，签约率达42.15%；重点人群签约19.05万人，签约率达86.57%，续约率达77.41%。

四、数字赋能、信息助力，助推乡村医生服务能力提升

一是构建一体化信息管理体系。建成“1（区域平台）+2（医共体总院）+N（医共体分院和服务站、村卫生室）”医共体建设下的医疗卫生信息化新体系，打通区级、医共体总院和分院的内部网络，实现四级网络互通共享，全面涵盖HIS、云公共卫生、云家庭医生签约、云体检等基层医疗卫生服务功能，全面实行电子处方，实现村级医疗机构可提出信息化转诊、心电诊断、眼底镜诊断和会诊的申请。**二是实现一体化协同服务。**建成区域远程影像、临床检验、远程心电、远程B超、远程检察眼底镜、远程动态血压等十大协同共享中心，在部分偏远地区开设“云诊室”，通过医共体内远程医疗服务，2020年提供云诊室会

诊 3 850 人次，弥补农村基层卫生人员短缺，有效提升农村基层诊疗能力。**三是丰富信息化服务手段。**改建一辆全区共用的医疗移动服务车，为偏远村提供医保在线配药、尿常规检测、生化检测、B 超、心电检查和眼底镜检查等基本医疗和基本公共卫生体检服务，实现“农村医疗卫生服务无死角”。启动实施“医养融合健康服务 e 站民生实事项目”建设，在农村地区选取 14 家村级医疗机构配备健康自测一体机、生化检测仪、远程心电、24 小时动态血压计、移动随访包等设备设施，进一步增强了其自测、检查、检验的服务能力。截至 2020 年底，村级医疗机构共提供健康自测 2.3 万人次，眼底镜检查 2.5 万人次，各类检验 3 849 人次，远程心电、动态血压监测等检查 1 002 人次。

实施“五加五保”稳步推进乡村医生队伍建设

福建省三明市尤溪县总医院

福建省三明市尤溪县是全国县级公立医院综合改革四个示范县之一。近年来,尤溪县总医院贯彻落实习近平总书记关于“把人民健康放在优先发展战略地位”的重要讲话精神,先行先试,探索实施“五加五保”乡村医生管理模式,着力改善乡村医生队伍结构老化、业务素质偏低、服务能力不高、保障机制有待完善等问题,取得“两升一减”的初步成效。

一、主要做法

(一) 定向委培 + 退休返聘,保障乡村医生队伍稳定

一是依靠省市乡村医生委培机制,积极争取乡村医生委培名额,着力解决乡村人才紧缺的问题。2017 年以来,定向委培本土化乡村医生 44 人,第一批委培乡村医生于 2020 年毕业,逐步充实到村卫生所。**二是**返聘退休医生。鼓励返聘退休医生到乡镇卫生院和村卫生所执业,筑牢乡村医生网底,一定程度上缓解了乡村医生短缺的矛盾,保障乡村医生队伍稳定。

（二）编制解决 + 体制保障，保障乡村医生身份待遇

成立尤溪县乡村医生服务中心。乡村医生服务中心为公益二类事业单位，由尤溪县总医院统一管理，负责全县公办村卫生所（室）乡村医生的服务保障工作。每年从全县乡村医生队伍中招聘具备任职条件的优秀乡村医生 5~10 名，按照“县管、乡聘、村用”的原则聘用至尤溪县总医院全民健康管理部。聘用后的乡村医生由县总医院、分院统一调配至县公办村卫生所工作，享受乡镇卫生院同等职称人员待遇，同级人员档案工资由县财政兜底，保障乡村医生身份体制待遇。

（三）财政保障 + 兜底待遇，保障乡村医生工作待遇

一是解决村卫生所建设问题。通过政府加大对村卫生所建设投入，明确公办村卫生室公益性质，安排专项资金添置必需的医疗设施设备，完善软硬件建设，改善乡村医生工作条件和执业环境。**二是解决乡村医生养老保障问题。**2016 年，尤溪县制定乡村医生养老保障政策方案，对 2016 年 12 月 31 日前，年龄满 60 周岁已离岗的乡村医生，在乡村医生岗位上服务累计 10 周年以上（含 10 周年），根据不同年龄、在岗服务年限，由县财政按当年尤溪县农村居民最低生活保障标准的一定比例，按月发放给老年乡村医生养老生活补助。要求年龄未满 45 周岁的在岗（需注册，并确实在村卫生所从事乡村医生工作的）乡村医生，必须参加养老保险，参加保险类型可根据个人情况自由选择，县财政给予相应标准的补助。**三是设立乡村医生待遇保障基金。**由县财政筹集 200 万元设立乡村医生保障基金池，用于保障收入水平较低的乡村医生待遇。对经过考核完成乡村医生所在行政村基本医疗及基本公共卫生服务任务后，其年收入少于 3.6 万元的，由财政予以补助差额，保障年最低收入达到 3.6 万元。**四是实行绩效工分制考核。**尤溪县总医院对乡村医生薪酬实行定性、定量双考核。定性工分由固定岗位津贴、全县各村卫生所 10% 的医务性收入统筹分配部分构成。定量工分依据基本医疗、基本公共卫生服务项目工分，按照实际服务数量和质量考核，实行多劳多得，调动乡村医生工作积极性。

（四）理论教育+技能体系，保障乡村医生服务能力

一是开展理论培训。委托尤溪县卫生职工中专学校落实每年全县乡村医生规范培训的具体业务工作。采取集中面授、远程视频教学相结合的方式对乡村医生开展理论培训，提高乡村医生服务能力。**二是加强乡村医生专业性培训。**尤溪县总医院牵头，制定乡村医生业务知识培训计划，根据阶段性工作重点由县级医院专家对乡村医生开展针对性的业务培训（如医疗、院感、公共卫生等），并分阶段安排乡村医生到尤溪县总医院跟班临床学习，开展技能培训，并按要求进行考试，切实提升业务水平，保障乡村医生服务能力。

二、初步成效

（一）乡村医生待遇有所提高

2019 年，全县公办村卫生所乡村医生收入最高 25.41 万元，平均收入 5.19 万元，较 2016 年的 2.49 万元增加 2.7 万元，提高 109.31%。

（二）基层服务能力有所提升

2019 年，全县公办村卫生所医疗业务总收入 1 354.54 万元，较 2016 年同比增长 91.34%；门急诊量 67.44 万人次，较 2016 年同比增长 216.67%。

（三）群众就医负担有所减轻

2016 年 6 月，尤溪县为全县公办村卫生所开通村级医保报销、慢性病特殊门诊报销，百姓在家门口就医就能得到医保报销。同时实行药品零差率补助，积极推广使用免费慢性病治疗药品，减轻患者负担。2019 年，全县公办村卫生所就医患者普通门诊次均自付费用为 7.91 元，特殊门诊次均自付费用仅 5.62 元。

创新乡村一体化运行机制
提升村级卫生服务能力

江西省赣州市

为进一步筑牢农村卫生健康服务网底，赣州市扎实推进乡村医疗卫生机构一体化管理工作，创新实施“八统一”管理模式，不断提升基层医疗卫生机构管理服务水平，有效调动乡村医生队伍积极性，保障农村居民在家门口充分享受基本医疗和基本公共卫生服务，彻底打通服务群众的“最后一公里”。

一、主要做法

（一）强化组织领导，提高兜底水平

按照《赣州市乡村医疗机构一体化管理实施方案》要求，各县（市、区）高度重视、高位推动乡村医疗机构“一体化”管理工作，各地政府结合实际出台相关细则，重点强化资金保障，由县级财政统一出资，为“乡聘村用”的村卫生室医务人员缴纳企业职工基本养老保险、医疗保险、失业保险、医疗责任险等单位缴费部分。定南县财政每年给予乡村一体化工作兜底补助 279.65 万元，其中补助乡村医生基本工资 98.51 万元、各类保险 79.98 万元、边远地区生活补助 101.16 万元。

（二）提高待遇保障，激发乡村医生激情

一是优化资金使用。将基本公共卫生一类服务补助资金（40%）及乡村医生公共服务和基本药物补助资金用于核发乡村医生固定工资，二类服务补助资金（60%）用于工作量考核；将乡村医生医疗收入（扣除药品、耗材收入）的70%用于核发奖励绩效，剩余的由乡镇卫生院统筹，用于考核奖励优秀乡村医生。**二是稳定多渠道补助收入。**由原来的公共卫生岗位补助、基本药物补助及基本公共卫生服务补助构成，年人均收入2万元左右，调整为由基本工资、基本绩效和奖励绩效构成，年人均收入增加到5万元左右。**三是强化边远保障。**边远地区行政村保障乡村医生每月300元的生活补贴，对在常住人口低于1 000人的行政村服务的乡村医生提高生活补贴为1 000元。

（三）整合医疗资源，规范乡村医生队伍

对常住人口少、乡镇卫生院所在地行政村或离最近医疗点较近的行政村实施医疗资源整合，可与相邻村联建村卫生室，确保医疗资源最大化利用。对现有乡村医生实行竞聘上岗，根据竞聘考试成绩确认入选一体化村医，并由所在镇卫生院进行聘用、管理和培训。

（四）实施“八统一”机制，推进“一体化”管理

纳入一体化管理的村卫生室，实行人员、工资、待遇、业务、药械、财务、培训、考核“八统一”。**一是统一人员聘用。**推行“乡聘村用”机制，乡村医生和执业护士全部实行聘任制，与乡镇卫生院签订聘用劳动合同，身份由个体转变为乡镇卫生院临聘职工，实行一年一考核、一年一聘任，考核合格的次年续聘，村卫生室作为乡镇卫生院的派出机构，乡镇卫生院与所辖村卫生室为同一法人，村卫生室只设立负责人。**二是统一工资标准。**乡村医生、执业护士的基本工资和基本绩效分别参照乡镇卫生院在编在岗人员上年度月平均基本工资和绩效工资平均值的80%、60%核发，具有执业（助理）医师资格的乡村医生按100%核发。**三是统一待遇保障。**政府统一为“乡聘村用”的乡村医生在聘用期内购买城乡居民医疗保险、医疗责任险，企业职工基本养老保险（按企业职

工基本养老保险政策规定最低档缴费标准)。**四是统一业务管理。**明确一体化管理的村卫生室是唯一具备门诊统筹定点条件的村级医疗机构,作为乡镇卫生院的门诊统筹便民服务窗口,执行乡镇卫生院同等报销标准。**五是统一药械管理。**药品、耗材等医疗用品,一律由乡镇卫生院统一配送、统一价格、统一管理。**六是统一财务管理。**村卫生室收支统一纳入乡镇卫生院单独核算,全部医疗收入每周1~2次交至乡镇卫生院财务账户,采用医保结算清单对账,经考核后用于发放奖励绩效工资,并统一使用乡镇卫生院规范的电子处方笺,对固定资产进行全面清查,登记造册,建立台账。**七是统一交流培训。**一体化村卫生室具有执业(助理)医师资格的医生,每季度定期到乡镇卫生院工作,提高基本医疗卫生服务能力,所有医务人员每年接受免费培训不少于2次,累计培训时间不少于2周;每3~5年免费到县级医疗卫生机构或有条件的中心乡镇卫生院脱产进修,进修时间原则上不少于1个月。**八是统一绩效考核。**每年对基本公共卫生服务、医疗服务质量和安全、基本药物制度、家庭医生签约服务、健康扶贫、计划生育服务管理、群众满意度等相关指标进行考核,考核结果作为绩效工资发放和乡村医生续聘的重要依据。

二、工作成效

(一)规范了乡村医生执业行为

村卫生室纳入一体化管理后,实现统一平台采购药品耗材、统一平台开具处方,药品使用、处方开具更加规范,有效防范过度医疗等违规行为。同时,加强了乡村医生队伍的入口把关、执业监管、技能培训、管理考核等,乡村医生素质得到有效提升。

(二)稳定了乡村医生队伍

采取一体化管理的乡村医生,其收入待遇明显提高,稳定且有保障,从整体上较好地稳住乡村医生队伍,激发了他们扎根基层、服务基层的积极性。

（三）消灭了医疗卫生“空白村”

通过实施“一体化”管理，结合农村订单定向医学生免费培养、大专应届临床医学毕业生免试进入乡村医生队伍等政策，吸引更多专业医务人员受聘到乡村医生岗位服务居民，实现“村村有村医”的目标。

（四）强化了医保资金使用管理

通过“一体化”管理，方便参保居民就近就地诊疗，提高基金使用效率；同时，进一步强化门诊统筹基金管理使用，促进业务规范和自我约束，较好地规避“套保”“骗保”等违规违法行为。

（五）保障了广大村民就医需求

通过“一体化”管理，转变了乡村医生服务模式，稳定和优化了乡村医生队伍，有效提升村级医疗卫生服务水平，让农村居民在家门口就能获得优质、便捷的医疗服务。

推行紧密型乡村卫生服务一体化管理 当好群众健康守门人

湖南省永州市东安县

湖南省东安县按照省委、省政府关于“方便群众就近就医，提升基层卫生服务能力”的要求，着力巩固提升健康扶贫成果、健全基层公共卫生服务体系、筑牢基层医疗卫生服务网底，探索推行以“六统一、两独立、一保障”为核心的紧密型乡村卫生服务一体化管理，推动基层医疗卫生服务能力全面提升，切实担负起群众健康守门人的神圣使命。

一、主要做法

（一）落实“六统一”

一是统一设置建设。对全县村卫生室和乡村医生岗位进行重新规划设置，在保证“一村一医”的基础上，合理配备乡村医生岗位和公共卫生服务岗位，保证每名乡村医生服务人口不少于 1 500 人、不多于 3 000 人，同时按照“制度规范、六室分设、功能完备”的要求，由镇村无偿提供用房，建好 301 个标准化村卫生室，并将视频设备和网络连通到村卫生室，全面开通城乡居民医保报账业务。

二是统一人员管理。综合考虑历史原因和实际情况，根据现有乡村医生的年龄、职称、业务水平，采取“乡聘村用”“县聘村用”、购买服务等方式，统一调配、分类管理。**第一，**对男45岁、女40岁以下，具备临床经验、能熟练掌握并单独开展医疗服务、独立承担法人责任的医生，经考核考察合格后与乡镇卫生院签订聘任合同，实行“乡聘村用”，一年一签，统一聘用到村卫生室执业。**第二，**对男45岁、女40岁以上，60岁以下的乡村医生，或其他不符合聘任制管理条件的医生以国家购买基本公共卫生服务的方式实行一体化管理，并建立统一的绩效考核和经费保障制度。**第三，**对年龄在60岁以下个人主动申请放弃参加乡村一体化管理的乡村医生，保留乡村医生身份继续在核定的执业地点开展医疗工作，按个体诊所的方式管理。**第四，**对地处偏远、服务人口较少、没有乡村医生的村卫生室，实行“县聘村用”或乡镇卫生院派驻。“县聘村用”和乡镇卫生院派驻的乡村医生在享受乡镇卫生院职工正常待遇的同时，按乡村医生的有关管理办法，经考核后，同等享受乡村医生的绩效薪酬。**第五，**对符合条件但岗位不足、没有在原执业乡镇纳入一体化管理的乡村医生，根据个人申请在全县范围内统筹调剂安排。**第六，**对年满60岁退出乡村医生岗位的人员，身体条件允许的，由本人签署自愿退出基本公共卫生服务的承诺书，按规定程序进行审批后允许开展基本医疗服务；同时对年满60岁退出乡村医生岗位的人员，其子女和亲属自愿进入乡村医生队伍的，在符合条件的情况下优先安排。**第七，**对没有临床经验的34名本土化培养乡村医生，一律到乡镇卫生院学习一年。

三是统一基本药物采购。全面实行国家基本药物制度，所需基本药物统一由乡镇卫生院统一代购，药品款项由乡镇卫生院统一代付，实行零差率销售。

四是统一业务管理。建立健全《村卫生室工作制度》《乡村医生职责》，全面规范乡村医生诊疗服务行为，做到看病有登记、用药有处方、收费有凭据、收支有账证。

五是统一财务管理。村卫生室医疗服务和药品收费项目价格张榜公示，医疗服务严格做到一人一病历、一登记、一处方、一发票。医疗收入由乡镇卫生院代管，收支情况日结日报，医疗收入及时全额上缴乡镇卫生院指定账户，月底根据对账单据核实后，扣除药品成本拨付当月收入。

六是统一绩效考核。按照钱随事走的原则，重点对14项基本公共卫生服务工作进行标化量化，村卫生室重点做好慢性病随访工作，乡镇卫生院负责对乡村医生的日常监督管理和绩效评估。绩效评估结果与乡村医生收入和聘用直接挂钩，年度考核不合格的一律解聘。

（二）确定“两独立”

一是村卫生室医疗服务实行独立经营核算，实行收支两条线管理，所有的医疗收入全额返还给乡村医生；**二是**乡村医生作为村卫生室的独立法人，独立承担医疗行为产生的法律责任。通过“两独立”，充分激发乡村医生加强自律、规范医疗行为、提高医疗水平的内生动力。

（三）实行“一保障”

强化以“整合资金、优化分配、量化考核、绩效评估”为主要方式的经费管理和保障措施，整合各级基本公共卫生服务项目资金、基本药物补助资金、村卫生室运转经费、医保基金和县财政专项补助资金，根据乡村医生年龄、个人意愿及实际情况，分类落实乡村医生待遇和社会保障政策。**一是**实行聘任制一体化管理的乡村医生待遇由“基本工资＋绩效评估＋年终考核＋医疗服务”收入组成，实行月结季考、打卡发放，并由乡镇卫生院统一购买城镇职工基本养老保险、城乡居民医疗保险、医疗责任险和意外伤害险。**二是**参与国家购买服务管理的乡村医生待遇由实际完成的国家基本公共卫生服务项目核定的资金＋执行基本药物制度补助经费＋医疗服务收入组成，乡镇卫生院按照每个岗位6 000元的标准拨付村卫生室运转经费，用于购买养老保险、医疗保险、医疗责任险和意外伤害险，其中养老保险最低为每月2 000元的，公共卫生服务经费实行月预拨、季评估、年结算。

二、工作成效

（一）乡村两级医疗机构工作结合更加紧密

实行一体化管理后，进一步完善了村卫生室配套设施，明确了村卫生室的功能定位，压实了基本公共卫生服务责任，对做好疾病预防保健、传染病报告、重大疫情防控、慢性病管理、卫生宣传教育等工作起到了积极作用。村卫生室与乡镇卫生院、县级医院实现视频连线，可定期开展业务培训和指导，预约进行远程会诊，乡村两级医疗机构开展医疗和基本公共卫生服务互动更加紧密，有力推动了医疗卫生工作重心下移、医疗卫生资源下沉，初步构建起“基层首诊、双向转诊、急慢分治、上下联动”的分级诊疗格局，镇村两级医疗机构基本做到了“看得出大病，治得好小病，管得了慢性病”。

（二）乡村医生队伍更加稳定

通过改革乡村医生收入分配制度、落实基本社会保险，乡村医生人均基本待遇由 2019 年的 3.6 万元提升到 2020 年的 4.8 万元（个人医疗收入除外），321 名乡村医生全部购买了养老保险、城乡居民医疗保险、医疗责任险和意外伤害险。同时，积极拓宽乡村医生发展空间，对表现突出的乡村医生通过直接考核的方式招聘为乡镇卫生院正式编制人员，并按每月 500 元的标准增加地处偏远、服务人口偏少的村卫生室运转经费，让广大乡村医生安心扎根基层、服务群众。截至 2020 年底，全县 321 名村医队伍中，具备执业医师资格的 23 人，取得执业助理医师资格的 118 人，执业（助理）医师占 43.9%。

（三）群众就医更加满意

通过统一财务管理和基本药物管理制度，实行药品零差率销售，开通村卫生室城乡居民基本医疗保险门诊 POS 机报账等一系列“组合拳”，2020 年 10 月群众在村卫生室就医次均费用为 28.71 元，同比降幅 20% 左右，既保证了群众看病安全，又减轻了患者负担，更避免了群众以往看病报账在镇、县医疗机构之间来回跑的现象。同时，着力推进信息化建设，县乡村三级建立了远程诊疗信息系统，老百姓在乡镇卫生院就可以拿到县人民医院专家医生的影像诊断，还可以在村卫生室预约进行远程会诊。另外，在县医院和乡镇卫生院诊治且病情稳定后转回村卫生室继续治疗的康复期患者，也可以通过远程视频由原诊疗医生跟踪管理指导后续诊治工作，群众在家门口就能享受到优质、高效的医疗卫生服务。

创新乡村医生队伍管理体制
筑牢农村卫生健康服务网底

广东省广州市

广东省广州市通过创新乡村医生队伍管理体制，鼓励县区结合实际大胆创新，激发县区改革动力，不断推进乡村医生队伍建设，改善人员结构及整体素质，产生了良好的效应，推动农村分级诊疗和家庭医生签约服务扎实开展，实现政府、群众和乡村医生三方面满意。

一、创新乡村医生队伍管理体制，巩固基层服务网底

一是完善顶层设计。2015 年，广州市印发《关于进一步加强乡村医生队伍建设的实施方案》，在市级层面部署加强乡村医生队伍建设相关改革措施。村卫生站由村办改为乡镇卫生院办，作为驻村的分支机构；乡村医生由个体行医改为乡镇卫生院编内人员或聘用人员，实行区招、镇管、村用。**二是核定人员编制或核定用人总额。**在事业单位人员编制紧缺的情况下，编制部门给予大力支持，全市为村卫生站核定人员编制 681 名，其他未能核定编制的村卫生站，按核定人数由财政安排人员经费。**三是对原有乡村医生进行分流。**达到退休年龄的乡村医生，按月发给生活和养老补助后退出乡村医生队伍，年资最长的补助标准达到每月 900 元。仍在岗位且符合招聘条件的乡村医生，实行

区招、镇管、村用，纳入乡镇卫生院编制或在编外聘用，享受事业单位的薪酬待遇和各项补贴，按现行政策参加养老等社会保险。不符合招聘条件的，给予一定的经济补偿后退出。

二、鼓励县区结合实际大胆创新，激发县区改革动力

鼓励县区结合自身实际情况大胆创新、积极探索，激发县区的改革动力。花都区结合实际先行先试，大胆创新，取得明显成效。**一是解决编制。**全区196个村卫生站共核定人员编制303名，纳入乡镇卫生院编制管理，由区统一招录，作为乡镇卫生院的医生，派到村卫生站工作岗位。暂未使用的编制保留在乡镇卫生院用于人员储备，如有非编乡村医生退出，即从乡镇卫生院的编制内人员中及时补充。**二是明确任务。**乡村医生作为乡镇卫生院的驻村医生，负责向村民提供基本医疗和基本公共卫生服务。花都区农村居民在村卫生站实行“一元钱看病”，基本公共卫生服务项目的40%下沉到村卫生站，乡村医生加入乡镇卫生院全科医生服务团队开展家庭医生签约服务。**三是保障待遇。**统一乡村医生待遇，整合原有对乡村医生的各种补助和补贴，增加服务补助经费，提高薪酬待遇。乡村医生收入构成主要包括：每人每年3.1万元的基本医疗工作补助和医保服务补助；基本公共卫生服务项目经费补助的40%；履行公共卫生服务职能补助，每个村卫生站每年2万元；各类签约服务包的医保报销部分和村民支付部分收入的80%；每签约一个村民每年补助10元；挂号费、注射费、家庭医生签约服务补助等。**四是体现激励机制。**绩效单列管理，考核发放，并且突破现行事业单位工资调控水平。服务数量、服务质量、群众满意度、参加培训和医德医风等情况的考核结果作为准入、退出和领取财政补助的主要依据，根据考核中核定的实际数额据实增加绩效工资，每季度满意度达到90%以上的，绩效收入足额发放。

三、加强乡村医生队伍建设，取得多方满意的效果

一是解决乡村医生编制和身份。实行区招、镇管、村用，村卫生站回归公益性，乡村医生回归卫生人员队伍，增强归属感。**二是提高乡村医生的薪酬待遇并解决退出养老机制。**实行镇、村卫生人员同工同酬与绩效工资，提高乡村医生的工作热情，吸引和留住人才，稳定乡村医生队伍。**三是提升服务水平。**将基本公共卫生服务和签约服务下沉到村，筑牢农村基层卫生服务网底。同时，适度提高村卫生站基本医疗设备配备标准并扩大基本药物配备目录，进而提升服务水平和服务的可及性，增强农村居民对卫生服务的获得感，将改革成果惠及广大农村居民。

目前，广州市村卫生站执业（助理）医师的比例达到 44.42%，大专以上学历的医生比例达到 37%。其中花都区大专、本科和硕士学历的人数达到 54%，4% 的医生具有中、高级职称，2020 年一季度全区农村居民对村卫生站服务的满意度达到 93.93%。

以乡村医生“乡聘村用”“小切口”撬动基层卫生“大变化”

广西壮族自治区北海市

2019 年 10 月以来，广西壮族自治区北海市坚持问题导向，聚焦基层卫生短板，解放思想、勇于创新，围绕乡村医生管理模式、身份转变、福利待遇等乡村医生热切关注的问题进行了改革创新，实施乡村医生“乡聘村用”。一年以来，“乡聘村用”工作扎实开展，以“乡聘村用”“小切口”，撬动了基层卫生“大变化”，实现了村民“小病不出村”、健康扶贫政策落地见效的目标，为打赢脱贫攻坚基本医疗保障战役提供了有力保障。

一、主要做法

（一）“一转”即政府办村卫生室的乡村医生身份转变

长期以来，乡村医生一直以个体存在，游离于体制之外，缺乏归属感，工作责任心和积极性不强，乡村医生岗位吸引力小，人才匮乏。北海市首先在乡村医生的身份转变上大胆尝试，以“一转”破题。符合准入条件的乡村医生通过招聘后与乡镇卫生院签订聘用劳动合同，全面接受乡镇卫生院的管理，身份由个体转变为乡镇卫生院聘用职工。

（二）"二包"即"包工资"和"包保障"

北海市以"二包"解决乡村医生收入不稳定、没有保障、工作热情不高的问题。**"包工资"**即乡村医生基本工资列入财政预算予以保障。乡村医生的工资由基本工资和绩效工资组成，基本工资按各县区最低工资标准发放，绩效工资由乡村医生实施国家基本公共卫生服务项目、基本药物制度、城乡居民医保一般诊疗费制度等得到的财政补助构成。**"包保障"**即为乡村医生购买基本养老保险、基本医疗保险、工伤保险、失业保险和生育保险，并以村卫生室或乡村医生为单位统一投保医疗责任保险，分担乡村医生职业风险。购买"六险"的资金列入财政预算予以保障。2020 年，市县财政共投入"乡聘村用"人员经费 963.7 万元，其中乡村医生基本工资经费 646.2 万元、社会保险经费 303.9 万元、医疗责任险经费 13.6 万元。经测算，实行"乡聘村用"政策后乡村医生年人均总收入可达 6.8 万元以上，约增加 0.5 万元，高于乡镇卫生院人员平均工资。

（三）"一规范"指规范乡村医生执业行为

一方面，明确乡村医生要履行国家和广西壮族自治区政策文件规定的义务，按时在岗为农村居民提供基本医疗服务，并实施国家基本公共卫生服务项目、国家基本药物制度和一般诊疗费制度。**另一方面，**乡镇卫生院定期对村卫生室实行严格的绩效考核，根据考核结果发放乡村医生基本工资和绩效工资，充分发挥绩效考核指挥棒的作用，调动乡村医生的积极性。同时建立村卫生室和乡村医生"双监督"工作机制，由村卫生室所在乡镇卫生院和村委各安排 1 名工作人员担任监督人，对村卫生室和乡村医生工作情况定期开展巡查工作，巡查情况作为乡村医生绩效考核的重要依据，与乡村医生的绩效工资相挂钩。

（四）"五统一"指行政管理、业务指导、人员聘用、资产管理和绩效考核

为保障"五统一"工作顺利实施，全市共投入资金 472 万元，新建 18 个政府办标准化村卫生室，为 104 个村卫生室重新配置医疗设备。各县区对政府办村卫生室进行了统一业务用房布局、统一挂牌、统一设备配置、统一制度上

墙,使村卫生室和工作人员面貌焕然一新,给乡村医生提供更加完善舒适的工作场所,为村民提供更好的就医环境。医保部门共投入资金 82.8 万元,为全市政府办村卫生室安装“村医通”并预交两年网络流量费,实现了农村居民在县、乡、村三级医疗机构均能享受医保服务。为解决管理工作经费不足问题,2020 年,市县财政按每个村卫生室每年 3 000 元的标准,给乡镇卫生院拨付了 224 个政府办村卫生室管理工作经费,共 98.7 万元。

二、工作成效

(一) 乡村医生归属感明显增强,岗位吸引力大幅提高

“乡聘村用”政策的实施,切实保障了乡村医生待遇,解决了其后顾之忧,极大提高了乡村医生责任感和归属感,越来越多年轻人加入乡村医生队伍。2020 年,全市 334 个政府办村卫生室共聘用乡村医生 357 人,确保了每个政府办村卫生室至少有 1 名以上合格的乡村医生,乡村医生平均年龄 47 岁,较 2019 年政府办村卫生室在岗乡村医生平均年龄降低了 4 岁。2020 年报名参加村卫生室订单定向医学生培养人员增加,招生人数达到了 96 人,比 2018 年(40 人)多 1.5 倍。

(二) 乡村医生执业行为进一步规范,实现了“村民小病不出村”的目标

全市 334 个政府办村卫生室均有 1 名以上合格的乡村医生,业务用房面积均达到国家和广西壮族自治区标准,“四室”布局合理,诊疗设备配置达标,全部基本药物均由乡镇卫生院统一采购和配送,实行基本药物零差率销售,各项管理制度进一步落实。乡村医生干劲极大增强,按时在岗为居民提供医疗服务,服务水平不断提升,村卫生室医疗环境不断改善,保障了村民“小病不出村,大病不耽搁”。

(三) 村民看病就医费用直接报销,负担明显减轻

全市政府办村卫生室均纳入医保系统监管、严格执行国家基本药物制度

和医疗收费价格，进一步规范医疗收费行为，杜绝乱收费。破解了村卫生室实施城乡居民医疗保险和国家基本药物制度难以落实等瓶颈问题。每个政府办村卫生室能够直接为农村居民结算城乡村医生保费用，居民医保参保人在村卫生室看病，可以直接报销，一年可以报销 200 元。2020 年 1~11 月，通过“村医通”累计就诊人次达 86 179 人次，医保报销 179.91 万元，村卫生室已经成为北海市大多数农村居民看小病、常见病的首选之地，“村医通”的使用，也提高了农村居民享受国家医保政策的获得感和幸福感。

（四）乡村医生工作责任进一步夯实，健康扶贫成效进一步凸显

乡村医生基本工资和绩效工资与绩效考核结果挂钩，充分调动了乡村医生的工作积极性，健康扶贫成效工作落实成效明显。村卫生室和乡村医生服务“网底”作用充分发挥，落实贫困患者分类救治政策。广西全民健康信息平台健康扶贫系统统计显示，北海市贫困人口因病致贫核准率为 100%，“大病集中救治一批”救治率为 100%，“慢性病签约服务管理一批”救治进展率为 99.99%，“重病兜底保障一批”救治进展率为 100%，总救治率为 100%，以上指标均排在广西壮族自治区前列。

探索推进村卫生室一体化管理体制改革

海南省琼海市

近年来，海南省琼海市积极探索推进村卫生室一体化管理体制改革，同时完善硬件设施，改善服务环境，为乡村医生打造良好的工作环境、激励性的工作机制和健全的社会保障，提高了乡村医生工作积极性，构建起高效的村级健康服务圈。

一、做好顶层设计，优化资源配置

（一）出台文件，优化布局

琼海市政府印发《琼海市村卫生室设置规划（2019—2023 年）》，按照构建“15 分钟城市健康服务圈、30 分钟乡村健康服务圈”的目标，计划通过 5 年时间建设 100 家村卫生室，功能服务覆盖全市 190 个村委会，建立起规划布局合理、基本设施齐全、服务功能完善的村级医疗卫生服务网络。根据规划，将全市 175 家村卫生室整合成 87 家，并调整建设 13 家村卫生室（含农垦）。同时，印发《琼海市卫生健康委员会关于进一步加强村卫生室管理的通知》（海卫〔2019〕118 号），明确村卫生室性质、人员准入、工作时间、问责淘汰机制等。

（二）完善硬件设施，改善服务环境

推进村卫生室标准化建设，配置医疗设备，改善硬件环境，提高服务能力。2019年底，实现所有村卫生室达到标准化建设要求，同时逐步配齐村卫生室的基本医疗设备，满足村卫生室开展基本医疗服务。

二、改革体制机制，加强一体化管理

（一）优化资源，改革管理结构

实行乡镇卫生院与村卫生室统一由辖区乡镇卫生院院长担任法人的管理模式，落实行政、房屋、业务、人员、药械、财务、绩效考核“七统一”，强化乡村一体化管理。按照每2 000~2 500人配备1名乡村医生、每个村卫生室配备1名护士的标准，为本市87家村卫生室配备136名乡村医生（其中85名具有乡村医生资格，43名具有执业助理医师资格，8名具有执业医师资格）和53名护士。

（二）实行“镇聘村用”，明确职责

所有乡村医生实行聘用制，与乡镇卫生院签订聘用劳动合同，实行“镇聘村用、一岗双责、统一调配”的管理模式。合同中除明确人员工资和社会保险待遇等基本条款外，还明确乡村医生要严格遵守“乡村一体化”管理要求，按“七统一”运行模式在村卫生室开展工作。乡村医生在执业过程中发生医疗责任事故，法律及赔偿责任由乡镇卫生院和村卫生室各承担50%。

（三）统筹工资，确保待遇

实施工资待遇“四统筹”，即统筹基本工资，实行每月独立核算发放；统筹重点岗位，采取“职称＋工作距离”补贴模式向艰苦边远地区倾斜；统筹养老保障，购买职工五项保险；统筹绩效考核，纳入乡镇卫生院绩效考核，实现多劳多得、优绩优酬。

（四）单独核算，规范收入

自 2020 年 1 月 1 日起，村卫生室的全部医疗收入交至乡镇卫生院财务账户，实行单独核算。乡镇卫生院每月结算村卫生室医疗收入，扣除村卫生室水电费、医用耗材等结余按月全部返还乡村医生。

（五）财政投入，保障运转

明确乡村医生工作经费标准，将村卫生室的网络资费（每年 600 元）、医疗废弃物处置费（每年 900 元）、村卫生室医疗责任险（每年 1 000 元）纳入市级财政预算，减轻村卫生室运转的成本负担，保障村卫生室的正常运转。

（六）解决养老问题，稳定乡村医生队伍

自 2019 年 8 月起，全市乡镇卫生院为符合条件的 60 岁以下在岗乡村医生或护士购买职工五项保险，解决乡村医生养老问题。目前，全市覆盖 136 名乡村医生和 53 名护士。

三、建立激励机制，提高工作积极性

（一）建立薪酬激励制度

明确乡村医生工资由基本工资和绩效工资组成，基本工资来源于基本公共卫生服务项目资金和乡村医生固定补助，按照每人每月 3 300 元的标准发放，实行每月独立核算；其中执业助理医师、执业医师和偏远地区或重点贫困村的乡村医生基本工资每人每月分别增加 1 000 元、1 500 元和 1 000 元。绩效工资由基本公共卫生服务经费、基本药物补助、卫生员补助和基本医疗业务收入组成。其中，基本公共卫生服务经费和卫生人员经费年度考核后拨付，基本药物补助结合诊疗人次数统筹安排。

（二）试点提高村卫生室一般诊疗费水平

琼海市作为试点，将“乡属村用”卫生室诊疗费提高到8元，进一步提高乡村医生工作积极性。通过乡村一体化管理和激励机制改革，2019年1~9月村卫生室诊疗量同比增长5.98%。

“乡聘村用”助力“百医安村”点面发力撬动基层卫生新变化

重庆市武隆区

近年来，重庆市武隆区着力解决乡村医生队伍稳定性差、服务能力弱、管理难度大等难点问题，勇于破除体制机制的障碍，争取并致力于保障乡村医生群体无稳定收入和养老机制等“后顾之忧”，实现全区乡村医生队伍结构进一步优化，农村居民医疗卫生服务普及性明显提升。2019 年以来，武隆区落实“一建、四变、四统一”的工作举措，进一步推动“乡聘村用”筑牢基层医疗卫生“网底”。

一、主要做法

（一）“建”联动机制，高位推动常态化

区政府区长、分管副区长带头常态化研究医改工作，在财力有限的情况下大力支持卫生健康事业发展，多次专题研究乡村医生队伍建设有关问题，改革责任层层压实。区卫生健康委提高站位，立足待遇保障“小切口”撬动基层卫生“大发展”，积极主动与区财政局、人力资源和社会保障局、税务局等部门沟通协调，形成定期研判和会商机制，解决改革中存在的问题，为提高乡村医生基本保障水平和稳定乡村医生队伍打下坚实基础。

（二）"变"保障模式，稳定待遇制度化

一是转变乡村医生身份。印发《关于建立完善乡村医生"乡聘村用"管理机制的通知》，探索实行"乡聘村用"管理模式，乡村医生由区卫生健康委统一组织专业知识考试合格后，再由村委会推荐，辖区卫生院审核，乡镇（街道）政府按程序聘用，最后报区卫生健康委备案，实现乡村医生由个体身份转变为乡镇聘用。

二是变更收入构成要素。乡村医生待遇由"定额补助＋绩效工资"组成，实行定额补助部分列入财政预算予以托底，绩效工资由乡村医生实施国家基本公共卫生服务项目、一般诊疗费制度等进行动态补助，充分调动乡村医生的积极性。

三是变革"双保险"机制。区卫生健康委等部门联合印发《武隆区乡村医生养老保险和意外伤害保险经费补贴方案》，按照自愿和"先参保后补贴"的原则，通过城乡居民养老保险、城镇职工基本养老保险和意外伤害险"三条线"着力解决乡村医生最迫切关心的养老及日常意外保险问题。

四是改变服务环境。区政府将村卫生室建设作为一件民生实事和脱贫攻坚的一项重要内容，多方筹措资金，加大投入力度，全面实施村卫生室标准化建设，按统一标准配齐基本诊疗设施设备，切实改善乡村医生服务和群众就医环境。

（三）"强"统一管理，服务标准规范化

一是统一人员配置。区卫生健康委统筹建立和管理全区乡村医生"人员库"，完善了乡村医生准入和退出机制，定期通过资格考试的形式，为乡村医生缺口乡镇（街道）及时补充人员，确保乡村医生队伍稳定和村卫生室的良性运行。

二是统一业务培训。完善乡村医生培训机制，落实专项经费。由区卫生健康委每年举行一次集中统一业务培训，新进乡村医生实施岗前培训，两年内在区人民医院接受一次业务轮训，鼓励乡村医生学历教育。

三是统一规范执业。区卫生健康委统一为乡村医生核发村卫生室执业许

可证和乡村医生执业证，明确界定乡村医生的执业范围和执业科目，并对乡村医生执业情况进行不定期巡查，有效规避了乡村医生超范围执业、雇请无专业资质人员从业等违规行为的发生。

四是统一绩效考核。印发《关于进一步加强乡村医生管理考核工作的通知》，明确乡村医生工作任务和考核待遇标准，由乡镇统一组织考核，报区卫生健康委统一审核通过后，再发放相关待遇，通过优化完善考核管理机制，促进乡村医生尽责履职。

二、工作成效

武隆区通过大力推进"乡聘村用"改革，乡村医生岗位吸引力明显增强，队伍得到稳定，服务水平得到提升，基本医疗有保障得到有效落实，为全区打赢脱贫攻坚战提供了坚实保障。

（一）培养机制不断优化，乡村医生服务水平迅速提升

实行"五统一"考核机制与"政府办班、专家讲座、远程协作"等培养方式相结合，实现了乡村医生依靠组织从半专业化到执业规范化的全过程转变，解决了自身资源不足、学习方式不多等问题，基层医疗卫生"触角"作用得到充分发挥。近两年来，全区举办乡村医生培训班 6 期、累计培训 4 000 余人次，举办专家讲座 4 场次，累计培训 300 余人次。新冠肺炎疫情以来，全区基层一线涌现出许多"最美乡村医生"，他们在第一时间参与信息收集、卫生检疫等基层最基础、最靠前的疫情防控工作，社会价值得到充分肯定。

（二）政策待遇相继落地，乡村医生"老有所养"得到保障

区卫生健康委统筹定期考核，并根据考核结果按规定拨付乡村医生定额补助（每月 400 元）、基本药物补助（每个村卫生室 10 000 元）及公共卫生服务补助、城乡居民合作医疗一般诊疗费、养老保险补贴等经费，确保乡村医生待遇。同时，扎实推动乡村医生养老和意外"双保险"工作。截至 2020 年底，相继完成补贴人员名单核对、补贴资金申请、税务手续完善等各项工作，兑付

2019 年度社会养老保险乡村医生经费补贴 40 余万元，购买 2020 年度乡村医生意外伤害保险 4.2 万元。

（三）基层队伍不断激活，乡村医生结构更加合理

通过落实乡村医生在岗在职和到龄退岗等保障机制，确保乡村医生队伍不断优化，队伍吸引力明显增强，形成群众积极参加缺岗乡村医生资格考试的良好局面。近三年来，先后通过 3 次资格考试补充乡村医生 49 人，全区乡村医生总数增至 214 人，平均年龄从 2018 年的 49 岁降至 2020 年的 44.6 岁，所有超龄（男性 60 周岁以上，女性 55 周岁以上）乡村医生已全部落实离岗乡村医生待遇。

（四）投入保障不断加强，乡村医生服务环境明显改善

截至 2020 年底，累计投入资金 1 000 余万元，改扩建（新建）村卫生室 73 个，配置基础医疗设备和办公设备 4 批次。全区所有村卫生室已完成标准化建设，其中达到五星级村卫生室 13 个、四星级村卫生室 42 个、三星级村卫生室 113 个，乡村医生工作服务环境明显改善，工作幸福感明显提高。

创新乡村医生“员额制”改革
筑牢基层卫生网底

贵州省黔东南苗族侗族自治州麻江县

贵州省黔东南苗族侗族自治州麻江县从2017年起推行乡村医生“员额制”管理改革，同时建立乡村医生人才培养机制和奖励激励机制，将乡村医生参照事业单位人员进行管理，全面推行乡村卫生服务一体化管理，筑牢三级医疗卫生服务网底。

一、主要做法

（一）推行“八统一”机制，强化乡村一体化管理模式

麻江县把村卫生室作为乡镇卫生院的派出机构，按照“八统一”的原则，将乡村医生作为乡镇卫生院编外人员，参照事业单位在职人员进行管理。**一是统一人员配置管理模式。**合理确定每村乡村医生岗位数，实行乡村医生“员额制”管理，按照每村服务人口在2 000人以下配置1名乡村医生，每村服务人口在2 000人以上的，配置不超过3名乡村医生标准进行配置。**二是统一工资福利待遇模式。**按照按劳分配与按生产要素分配相结合方式，建立乡村医生基本工资制度、公共卫生收入补助制度和绩效工资制，实现工资、报酬统一；建立城镇职工养老保险、医疗责任险、工伤保险、新型农村合作医疗保险（以下

称“四险”）制度，实现社会保障统一。**三是统一资产管理模式。**将村卫生室资产所有权上挂乡镇卫生院管理，建立专账，严格执行服务项目及药品价格公示制度，强化以票控费，规范收费标准和服务行为。**四是统一药品设备设施管理模式。**以乡镇为单位，由乡镇卫生院汇总辖区村卫生室药品采购计划，统一网上集中采购，由配送公司直接配送到乡镇卫生院后，再由各乡镇卫生院按照采购计划配送到各村卫生室，进一步强化对村卫生室药物、器械、耗材等采购、配送管理。**五是统一机构设置建设模式。**按“因地制宜、合理布局、方便群众、便于管理”的原则，综合人口密度、地理位置、卫生设施、技术力量、服务半径等因素，合理设置村卫生室，整合资源，重点打造行政中心村卫生室。**六是统一行政管理模式。**明确村卫生室作为乡镇卫生院派出的非营利性医疗卫生机构，由所在乡镇卫生院副院长作为村卫生室法人，统一村卫生室的行政事务、人员聘用和调配、发展规划、工作制度、考核等事务。**七是统一业务管理服务模式。**加强对村卫生室基本医疗、公共卫生服务、妇幼保健、计划生育服务工作的监督指导。建立健全处方、门诊日志、双向转诊、公共卫生服务等管理制度，公开医疗服务和药品收费价格，落实各项规章制度和操作规范。**八是统一绩效考核模式。**麻江县出台《麻江县乡村医生积分制管理办法（试行）》，按照公平、公正、公开的原则，统一考核标准、统一考核结果运用，从服务质量、服务数量、群众满意度等方面，定期对乡村医生的基本医疗和公共卫生服务进行全面考核。

（二）完善政策制度，解决乡村医生的后顾之忧

一是建立养老保障制度。从 2015 年起，麻江县参照企业职工养老保险政策为在岗乡村医生购买养老保险，有效解决乡村医生“老有所养”的问题。**二是建立乡村医生执业风险化解机制。**为有效防范村卫生室医疗执业风险，县财政每年投入 30 余万元为全县所有村卫生室纳入购买医疗责任保险，有效解决乡村医生害怕担风险而不愿开展医疗服务的顾虑。**三是建立定额补助机制。**将乡村医生定额补助从 2016 年的 1 117 元 / 月提高到 2 000 元 / 月，乡村医生收入构成为“基本工资 + 购买保险政府补助 + 医疗收入补助 + 基本公共卫生服务 + 实施基本药物零差率销售取消加成后政府补助”，乡村医生平均月收入保持在 3 500~4 000 元以上的水平。**四是建立乡村医生考核激励机制。**每年

根据考核分数，确定优秀、合格、基本合格、不合格等次，对考核优秀的“员额制”乡村医生参照事业单位“优秀”等次标准给予适当的奖励，每年拿出一定比例的事业单位招聘名额公开招聘在岗乡村医生，激发乡村医生的工作热情。

(三) 强化基层卫生人才队伍建设，提升服务能力

一是实施定向培养政策。依托职业技术学校，开办乡村医生学历教育专业培训班，培养留得住的本地乡村医生，夯实全县基层卫生网底建设。**二是实施定向培训。**有针对性地安排农村愿意从事乡村医生工作的青年参加培训，安排到村卫生室从事基本公共卫生工作。**三是鼓励乡村医生开展学历提升。**麻江县委、县政府出台了《关于办人民满意的医疗卫生事业的实施意见》，鼓励在职乡村医生参加学历提升，对参加学历提升的乡村医生报销 100% 学费，有效提升了乡村医生参与学历提升的积极性。对通过执业医师、执业助理医师、乡镇级执业助理医师考试的人员由县财政分别给予 5 000、3 000、2 000 元补助。**四是提升村级卫生室信息化水平，提高服务能力与效率。**麻江县创新开发独立的村级 HIS 系统、基本公共卫生信息系统、家庭医生签约服务系统、合理用药监管系统，以省级卫生信息化试点建设为契机，实现基本公共卫生系统与医院管理系统、家庭医生签约服务系统的互联互通。同时，家庭医生签约服务系统（包括手机 APP）线上、线下的签约，有效提高了基层签约的效率。

二、工作成效

(一) 乡村医生就业环境得到改善

2016 年开始，麻江县启动新一轮村卫生室规范化建设，建成后的村卫生室业务用房均达到 120 平方米以上，实现了诊断室（中医诊断室）、治疗室、药房（中医房）、观察室、资料室（健康教育）、值班室及生活区等科室分开。同时，通过实施基层医疗机构信息化建设，为所有村卫生室配备了健康一体机，并实现数据的实时传输和健康档案的实时更新，彻底改变健康档案建而不用的尴尬现象。

（二）乡村医生养老和福利待遇得到有效保障

通过实施乡村医生“员额制”改革，乡村医生基本补助标准由改革前的1 117元/月提高到2 000元/月，乡村医生的收入得到大幅提升；同时，乡村医生保险险种由原来两种增加到四种，乡村医生养老待遇和基本补助得到有效解决，稳定了乡村医生队伍。

（三）乡村医生激励政策得到落实

2019年，麻江县实现全县100%乡村医生纳入“员额制”。通过乡村一体化管理，有效提升了乡村医生的服务能力和村卫生室管理水平。通过开展定向培养、定向培训、学历提升和信息化“三个导向+信息化”的组合措施，建立了乡村医生人才培养机制和奖励激励机制，进一步解决了乡村医生“能服务、会服务、服好务”的问题。截至2020年底，共有14名在岗乡村医生通过事业单位招聘进入乡镇卫生院队伍，激发乡村医生积极提升业务能力，增加工作热情。

推动集团化管理
推动村级健康管理与医防融合

青海省西宁市大通县

为了进一步深化青海省西宁市大通县医疗集团医改工作，切实加强和规范村卫生室建设与管理工作，不断提升基层医疗卫生机构健康服务能力，西宁市第一医疗集团规范所辖大通县 289 所村卫生室建设，加强乡村医生管理，取得明显成效。

一、主要做法

（一）开展村卫生室标准化建设

在村卫生室建设过程中，从内部设计、施工进度督查、竣工验收等方面积极参与，实现诊室、治疗室、公共卫生室和药房“三室一房”分开。结合健康扶贫工作，统一村卫生室制度，每个村卫生室实现 7 个制度上墙；统一乡镇卫生院内部病床、文件柜、办公桌椅、医疗设备、宣传设施等安装摆放位置，统一禁烟标识、服务标识、人员着装，创造整洁、温馨的就医环境，为居民提供主动、热情、周到、文明的服务。

（二）实行紧密型一体化管理

一是村卫生室纳入集团行政、业务、人员、药械、财务、资产、绩效考核、信息化“八统一”管理。村卫生室的房屋及其配套设施、各级政府配置的器械设备设施等各类国有资产，纳入所在乡镇卫生院国有资产统一登记管理、统筹调配使用，实现乡管村用。结合实际，每个村卫生室配备2名乡村医生，其中1名为女保健员。村卫生室药品按月统一上报乡镇卫生院，由乡镇卫生院统一在集团药物集中采购平台采购，实行药品统一采购、配送、结算和管理使用。加强用药安全督导，强化用药处方管理，提高处方书写合格率，规范用药行为。

二是实施乡村一体化管理，将乡村医生纳入乡镇卫生院管理。制定下发《西宁市第一医疗集团乡村医生管理办法（试行）》（宁一医集字〔2017〕87号），明确了乡村医生职责，建立健全乡村医生准入、到龄退出机制和动态调整管理机制，因到龄退出、辞退退出或解聘退出的乡村医生岗位，由乡镇卫生院自主统一公开招聘补充，分院、总院分级审核审批，并报县卫生健康局备案。对在岗乡村医生进行年度群众满意度测评和绩效考核。充分发挥第一分院全国乡村医生培训基地作用，有计划提升医疗及健康管理服务能力，开展乡村医生轮岗、轮训，培养合格的乡村医生。对578名乡村医生进行了执业能力评价，通过乡镇卫生院、分院逐级评价，总院备案，掌握乡村医生基本情况。2017年开始，对集团工作中成绩显著、贡献突出的优秀乡村医生进行评选表彰，累计表彰112名。

三是开展基层医疗卫生机构全面质量管理督导。把督促检查与考核监督相结合，加强协调与促进落实相结合、全面督查与重点督查相结合、自身检查与交叉检查相结合，启动内力与借助外力相结合，健康管理部门日常督促检查，分院之间交叉检查、邀请市县级专家参与检查，不仅看“门面”和“窗口”，而且看“后院”和“角落”，明确指出发现的问题，协调解决实际困难，并将所有督导结果纳入基层医疗卫生机构目标考核和绩效管理。

（三）促进基本医疗、基本公共卫生服务和健康管理的有机融合

集团创新性实行了“总额管理、合理超支分担、结余留用”的医保打包付

费政策，紧紧围绕“健康”这个主题，对市、县、乡、村四级医疗机构的健康管理职能进行重新定位，总院成立了健康管理部，掌握区域内人群健康状况、健康危险因素，明确需要优先干预的问题和方法，并对集团健康管理工作进行培训、督导和评估。村卫生室工作重点向健康管理转移，在做好履约服务的同时，对乡村卫生状况进行干预。这些关口前移工作有效提高了健康管理的效能，降低了疾病的发病率和并发症，形成了“预防为主，防治结合”的“大健康”工作格局。

（四）以绩效考核为抓手，充分调动基层人员工作积极性

一是医疗集团内乡村两级创新性实施结构性绩效工资（含健康管理绩效）。结构性绩效工资包括基础性绩效工资、奖励性岗位绩效工资（管理岗位工资、地区岗位工资）、奖励性健康管理绩效工资、奖励性基本医疗绩效工资四大部分组成。乡村医生健康管理绩效工资按工作任务分工及在家庭医生服务团队中所占权重比例分配，根据服务数量和标准，按质量考核等级核算并发放。2019 年分配给乡村医生的基本公共卫生服务项目工作任务达 45% 以上。

二是集团通过实施医保打包付费政策，创新健康管理模式。创新绩效考核管理，集团各分院实行基于医保打包付费下的绩效考核，乡村两级创新性地实施以健康管理为导向的结构性绩效工资（含健康管理绩效），充分调动医务人员积极性和主动性，基层医务人员参与改革、开展健康管理工作、服务群众健康的主动性和创造性显著提高，村卫生室、乡镇卫生院健康管理和医疗服务能力较以前明显提升。

二、工作成效

（一）充分发挥绩效指挥棒的作用，全面提升基层服务质量

以绩效管理与薪酬管理并轨运行的绩效考核新体系，打破以往单纯按服务人口发放经费的传统格局，明显提高了基本公共卫生服务的质量和经费使用效率，形成了全员参与、按劳分配、优绩优酬的长效机制。乡村医生依托四

级健康管理体系，服务能力和服务质量明显提升。

（二）促进了基层医防融合

基本医疗、基本公共卫生服务、家庭医生签约服务和健康管理相互融合、相互促进，村卫生室工作重点向健康管理转移，关口前移，形成了“预防为主，防治结合”的“大健康”工作格局。

（三）老百姓满意度不断提高，工作成效得到认可

辖区老百姓的满意度达到98%以上，老百姓的获得感、安全感和幸福感得到不断增强，同时得到国家、省、市级相关领导的一致认可。